研磨の
すべて

●編著

| 柵木　寿男 | 天川由美子 |
| 亀山　敦史 | 古地　美佳 |

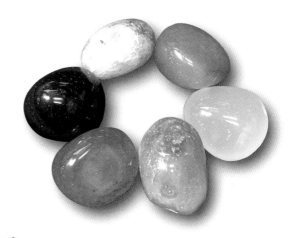

一般財団法人 口腔保健協会

はじめに

　本書の企画は，臨床研修歯科医師など若手歯科医師から，あるいは歯学生からの「コンポジットレジンの研磨」や「床義歯の研磨」に関する質問，それらに比してベテランの諸先輩・先生方からは「CAD/CAM冠の研磨」に関する質問が多い等々の話題があがったことが発端です．

　あらためて考えるに，歯科臨床においては，歯質を含めてレジン，セラミック，金属など様々な対象を研磨するのが日常茶飯事です．まったく異なる対象物，例をあげるとリラインした局部床義歯を研磨した直後に，オールセラミックスクラウンを咬合調整して研磨するなど，ルーティンかつ至極一般的な仕事といえましょう（図１）．

　しかし，例えば保存修復学の教科書では，コンポジットレジン修復やメタルインレー修復などの部分で計２ページ程度，歯冠補綴架工義歯学の教科書では，研磨の総論と材料毎の各論の部分で計２〜３ページ程度などのように，研磨の詳細については表記が少ないのが実際です．また，近年それをまとめた書物が少ないことへのひとつの答えとすべく，この企画と相成りました．

　木工の世界で名人が行うカンナがけは，カンナ屑の厚みが約３μmの薄さで，材木同士が吸いつくほどの滑らかさを生むとされます．もちろん，その域に達するには長年にわたる修練が必要なことでしょう．

　一方，昨今の歯科医学教育はというと様変わりし，どちらの歯科大学・歯学部においても模型基礎実習と，それに引き続く病院臨床実習の総履修時間数は，次第に減少傾向のようです．

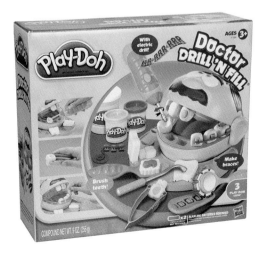

図１　歯医者さんごっこ用の玩具
マイクロモーター様の器具が含まれている

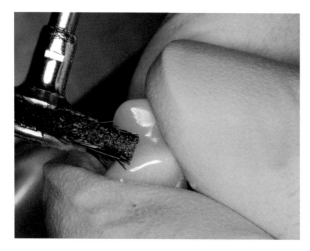

図2　CAD/CAM冠の仕上げ研磨
ツヤが得られるまでに，数段階の手順
が必要である

　他方，「習うより慣れろ」あるいは「カラダで覚えろ」的な教育を受けて歯科医師となっ
たベテラン勢にとっては，いささか状況が変わっておりましょう．幸か不幸か，「酸化亜
鉛粉末とグリセリンの混合泥をラバーカップに付けてアマルガムのツヤ出し研磨に用いる」
というテクニックが要求される状況は，過去となってしまっています．かつての学生時
代には歯科界に存在すらしなかった，CAD/CAM冠用レジンブロックやジルコニアなど新規の歯科材料が次々と上市され，日々臨床において「対応させられている」のが現
状でしょう．
　さらに，私共が触れるマテリアルのみならず研磨器材も多種多様にわたり，使用時
に迷いを覚えている臨床家も少なくないと思います．一種類のバーや研磨材のみで，
すべてに対応が可能であれば宜しいのですが，それは残念ながら絵空事にしか過ぎま
せん（図2）．
　本書は，歯科臨床に高頻度で取り扱う材料毎に執筆ご担当者をお願いし，従来の書
物で学べなかった「コツ」を紹介いただきます．それを4ページ1項目として，執筆者の取っ
て置きの研磨方法や使用器具，それらを組み合わせての「研磨のスゴ技」を見やすくす
ることを主眼としております．
　若手歯科医師の方にはテクニックの習得に，ベテランの先生方にとっては新材料対
策あるいは自らのテクニックの見直しに，診療室や技工室で活用していただくことを
企画委員一同願っております．

企画委員：柵木 寿男，亀山 敦史，天川 由美子，古地 美佳

※本書中には，学術的語彙ではない表現が用いられている箇所がございますが，研磨のオーソリティーである執
筆ご担当が書かれた記述であるということを鑑み，原文通りとさせていただいておりますことをご容赦下さい．

目　次

はじめに		1
研磨の基本理論		5
Ⅰ．症例別研磨のポイント		7

1．歯冠修復系チェアサイドワーク

（1）コンポジットレジン	英　　將生	8
（2）レジン添加型グラスアイオノマーセメントの研磨	伊藤　修一	12
（3）CAD/CAM材料（レジン系）	亀山　敦史	16
（4）間接修復用コンポジットレジン	古地　美佳	20
（5）常温重合レジン	天川由美子	24
（6）ガラスセラミック系	小泉　寛恭	28
（7）ジルコニア	三浦　賞子	32
（8）金属系（金銀パラジウム合金）	南　　弘之	36
（9）ゴールドインレー修復	清水雄一郎	40
コラム1　ツヤ噺とツヤ消し噺	柵木　寿男	46

2．歯冠修復系ラボサイドワーク

（1）レジン系（ハイブリッド）	今田　裕也	50
（2）常温重合レジン（プロビジョナルレストレーション）	今田　裕也	54
（3）セラミック系	陸　　誠.他	58
（4）ジルコニアの研磨	山田　和伸	62
（5）技工操作のゴールドインレー	清水雄一郎	68
コラム2　仕上げ研磨について	早川　浩生	72

3．床義歯系

（1）レジン床義歯・金属床義歯の研磨	西山雄一郎	78
（2）リライン後の義歯の研磨	川口　智弘.他	88
コラム3　私のチェアサイド義歯研磨法	村岡　秀明	92

4．矯正歯科・小児歯科系

（1）矯正装置の鑞着部と矯正用ワイヤー	遠藤　俊哉	96
（2）矯正装置のレジン床	遠藤　俊哉	102
（3）ブラケット除去後の歯面	柵木　寿男	108
コラム4　床矯正装置の仕上げ研磨とメインテナンスについて	片岡　恵一	112

5. メインテナンス時の研磨

メインテナンス時の研磨 　　　　　　　　　　　　　　酒井　麻里　116

6. インプラント研磨

インプラント治療に関わる研磨 　　　　　　　　　　　山瀬　　勝　124

7. その他の症例

スポーツ用マウスガード（マウスピース） 　　　　　　中島　一憲　130

Ⅱ. 私の研磨失敗談
135

(1) 従来型グラスアイオノマーセメントの研磨後の失敗 　　伊藤　修一　136
(2) 急いだ研磨 　　　　　　　　　　　　　　　　　　　英　　將生　137
(3) 補助弾線の破損 　　　　　　　　　　　　　　　　遠藤　俊哉　138
(4) 汚れたビッグシリコーンポイントによるレジン床の研磨 　遠藤　俊哉　140
(5) 滅菌してもらったら… 　　　　　　　　　　　　　　亀山　敦史　142
(6) レジン系（ハイブリッド）の研磨 　　　　　　　　　今田　裕也　143
(7) 常温重合レジン（プロビジョナルレストレーション）の研磨 　今田　裕也　144
(8) レジンにワセリン？ 　　　　　　　　　　　　　　柵木　寿男　145
(9) ジルコニアインレー形成時の注意点 　　　　　　　三浦　賞子　146
(10) インプラント周囲粘膜の炎症の原因は？ 　　　　　山瀬　　勝　148
(11) ジルコニア研磨作業時の失敗 　　　　　　　　　　山田　和伸　149
(12) レジン前装冠研磨の留意点 　　　　　　　　　　　小泉　寛恭　150
(13) カーバイドバーで高速切削してしまった 　　　　　川口　智弘,他　151
　　　　　　シリコーン系軟質リライン材の表面
(14) スポーツ用マウスガード 　　　　　　　　　　　　中島　一憲　152
(15) 最終仕上げは適切な圧で！ 　　　　　　　　　　　天川由美子　153
(16) 磨きすぎにご用心 　　　　　　　　　　　　　　　南　　弘之　154
(17) 回転研磨具には注意を！ 　　　　　　　　　　　　二瓶智太郎　155
(18) 研磨時の発熱や不注意によるトラブル 　　　　　　陸　　　誠,他　156
(19) 過調整によるオープンマージンの出現 　　　　　　清水雄一郎　157
(20) メインテナンスを充実させるには 　　　　　　　　酒井　麻里　158

執筆者一覧
159

4

研磨の基本理論

二瓶智太郎　NIHEI Tomotaro
神奈川歯科大学大学院歯学研究科口腔科学講座クリニカル・バイオマテリアル学分野 教授

はじめに

　歯科治療は材料を用いなければ成立しない特殊な医療である．日常臨床において，う蝕除去後の材料の充填，義歯の調整など修復処置や補綴処置の仕上げとして,「研磨」という操作は必須となっている．本章では研磨の基本理論について述べる．

研磨とは？

　歯科臨床において，う蝕除去から窩洞形成や支台歯形成，修復や補綴処置に至るまで，回転器具を用いて（機械式）の切削，研削あるいは研磨が日常行われている．その中で研磨操作は表面を滑沢に仕上げる一連の加工操作を示す．

　歯科においては，口腔内で研磨操作を行う場合と，修復あるいは補綴装置を口腔外で研磨操作を行う場合がある．また，研磨する材質も金属，高分子，無機（セラミックス），あるいは複合材料（コンポジットレジン）と異種多様な材料を相手とする特殊性をもつ．したがって，術者は研磨する材質，形状，回転速度や方向，圧力，研磨する器具（ポイントなど）の取り扱いに注意が必要となる．

研磨の目的と意義

　研磨の目的は，形態的に表面を滑沢にすることは前述したが，その意義は，装着装置の口腔内での使用感を良くし，違和感や不快感を少なくすること（触感的・生物学的意義），修復装置や補綴装置表面に食物やプラークの停滞や付着を防ぐこと（口腔衛生学的意義），使用した材料の変質を防ぐこと（化学的意義），さらに審美性を良好にすること（審美的意義）もある．しっかりと研磨された材料表面は耐食性や耐変色性が向上する[1,2]．

切削と研削との違い

　切削と研削は，同じように回転工具を使用する場合が多いが，主に歯質となるエナメル質と象牙質を相手とするため，使用する器具はエナメル質と象牙質よりも硬さが高くなければならない（表1）[3]．そして研磨においては，装着する材料よりも硬さが硬くなければならない．現在，人体の中で最も硬いとされるエナメル質よりも硬い歯科材料が増えてきている中，研磨操作の効率を考慮しなければならない．

研磨操作の基本

　形態を修正して研磨操作に移るが，研磨操作の基本と研磨効率は，先に述べた研磨される材料の材質，研磨砥粒の材質，回転研磨器具による速度（砥粒の移動速度）や圧力がポイントになってくる．特に，砥粒の硬さが大きいものから小さいものへ，そして粒度も粗いものから細かいものへと順序通りに操作を進めることが大切となる．

　また，形態修正と同時に粗研磨によ

り凹凸を滑らかにすることが，後々の仕上げに影響し，研磨効率，操作時間にも影響が生じてしまう．すなわち，大きな研磨傷を順次小さくし最終的に平滑な面を獲得することが研磨操作となる．

歯科治療における研磨操作の特徴

歯科医療における研磨操作は，広範な種類の材料を相手とする．そのため，相手となる材料の特性（特に機械的性質）を考慮しなければ，研磨効率が下がってしまう．金属のように結晶成分が密になっており粘りが強い材料，床用メチルメタクリレートレジンのように硬さが低い高分子材料，セラミックスのように非常に硬くて脆い材料，またコンポジットレジンのように硬いフィラーと柔らかいレジンが複合的となっている材料など様々である．

使用する研磨材として，天然素材としてダイアモンド（モース硬さ10）や浮石末（モース硬さ6），人工研磨材として炭化ケイ素（モース硬さ9），アルミナ研磨材（モース硬さ9），炭化タングステン（モース硬さ10），酸化クロム（モース硬さ9）が代表的である．

金属における機械式研磨法は，摩擦熱や圧力による影響で材料の表層にまったく異質な加工変質層を生じる（非晶質層のBeilby layerの生成）のが特徴である．また，熱伝導率が低い金属であると局所に摩擦熱が停滞し，研磨効率が低くなる．レジンにおいては，過度の圧力や高速では摩擦熱により，容易に軟化変形を生じるため，凸部を極力取り除きながら，平滑に仕上げる必要が

表1　材料と研磨材の硬さ

研磨材	硬さ (HK または HV)
ダイアモンド	5,500 ～ 7,000
炭化ケイ素	2,050 ～ 2,150
タングステンカーバイド	1,200 ～ 2,000
アルミナ	1,620 ～ 1,680
炭素工具鋼	700 ～ 800

材　料	硬さ (HK または HV)
陶材	370 ～ 720
エナメル質	343
コバルトクロム合金	80 ～ 270
金合金	80 ～ 270
チタン	125 ～ 225
コンポジットレジン	30 ～ 80
象牙質	68
メチルメタクリレート	16 ～ 20

ある．

治療における口腔内での充塡処置後などの研磨操作では回転方向に気を付けなければ，歯と装着した材料との辺縁部の適合が不良となる可能性もある．また，器具などの到達性や操作範囲により研磨の限界が生じる場合もある．

おわりに

近年，審美的材料が臨床で使用されるケースが多くなっているが，見た目にも長期間維持して使用していただくためにも研磨操作は重要な要因となる．

文献
1) 下総高次：研磨の理論と実際, 医歯薬出版, 東京, 1958.
2) 川原春幸, 今井弘一：わかりやすい歯科材料学　チェアーサイド　デンタルマテリアル, 第2版, 医歯薬出版, 東京, 1999.
3) 中嶌 裕, 宮崎 隆, 米山隆之：スタンダード歯科理工学ー生体材料と歯科材料ー, 第7版, 学建書院, 東京, 2019.

I.症例別研磨のポイント
1. 歯冠修復系チェアサイドワーク

(1) コンポジットレジン
英 將生／鶴見大学歯学部保存修復学講座

(2) レジン添加型グラスアイオノマーセメントの
研磨
伊藤 修一／北海道医療大学歯学部
総合教育学系歯学教育開発学分野

(3) CAD/CAM材料(レジン系)
亀山 敦史／松本歯科大学歯科保存学講座

(4) 間接修復用コンポジットレジン
古地 美佳／日本大学歯学部総合歯科学分野

(5) 常温重合レジン
天川 由美子／天川デンタルオフィス外苑前

(6) ガラスセラミック系
小泉 寛恭／日本大学歯学部歯科理工学講座

(7) ジルコニア
三浦 賞子／明海大学歯学部機能保存回復学
講座歯科補綴学分野

(8) 金属系(金銀パラジウム合金)
南 弘之／鹿児島大学 大学院医歯学総合
研究科咬合機能補綴学分野

(9) ゴールドインレー修復
清水 雄一郎／Shimizu Dental Clinic

コラム 1 ツヤ噺とツヤ消し噺
柵木 寿男／日本歯科大学生命歯学部
接着歯科学講座

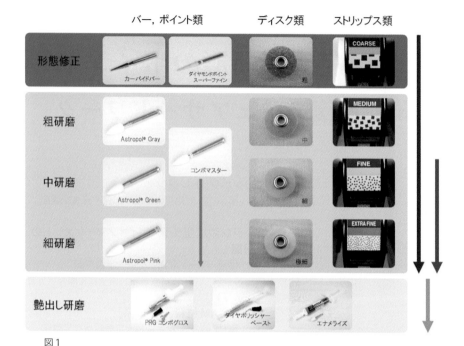

	バー, ポイント類		ディスク類	ストリップス類
形態修正	カーバイドバー	ダイヤモンドポイント スーパーファイン	粗	COARSE
粗研磨	Astropol® Gray		中	MEDIUM
中研磨	Astropol® Green	コンポマスター	細	FINE
細研磨	Astropol® Pink		極細	EXTRA FINE
艶出し研磨	PRG コンポグロス	ダイヤポリッシャーペースト	エナメライズ	

図1

(1) コンポジットレジン

　日々，診療でコンポジットレジン修復を行っている臨床家にとって，コンポジットレジン修復の研磨で思い描くイメージは，修復物周囲の歯質と同等の光沢感（艶）を修復物表面に付与することではないだろうか．研磨の目的には，食物の停滞，プラークの形成・付着を防ぐ，口腔内の違和感や不快感を少なくする，材料の変質（着色，変色）を防ぐなどの目的が列挙される．前述のイメージ通り，修復物表面に光沢を付与し，修復物を周囲歯質と審美的に調和させることを最終目標にすれば，これら研磨の目的は達成される．

　コンポジットレジン修復の研磨も他の歯科材料同様，砥粒の粗い研削材から細かい研削材を使用して，大きな研磨傷を順次小さくして光沢のある平滑面を得る研磨法に変わりはない．当然ながら，粗研磨，中研磨，細研磨と多数のステップを踏めば光沢のある研磨面を得られる．しかしながら，コンポジットレジンは組成が軟らかいマトリックスレジンと硬いフィラーが混在する複合体であることから，他の歯科材料の研磨とは要領が少々異なる．また，コンポジットレジン充填は直接法であることから口腔内で操作を完了しなければならず，時間的

図1　コンポジットレジン修復の形態修正，研磨に使用する器具例

制約があり，保険診療の場合は経済面なども考慮しなければならない．そのため，研磨には簡便で効率的な方法が望まれることと思う．

コンポジットレジン修復の形態修正，研磨に使用する器具の例を図1に示す．

1. 研磨器具の種類（粗→細）

①バー・ポイント類：カーバイドバーあるいはダイヤモンドポイントファイン→ダイヤモンドポリッシャー（シリコンポイント）

②ディスク類：粗→中→細→極細

③ストリップス類：粗粒→中粒→微粒→超微粒

コンポジットレジン修復では，最終形態を口腔内で築盛時に付与する方法と，形態修正時に付与する方法に大別される．前者の場合，研磨は中研磨あるいは細研磨程度から行えば良い（図1青矢印）．後者の場合，ダイヤモンドポイントの使用も含め，形態修正から行うことになる（図1赤矢印）．より艶を出したい場合や自費診療にて時間的，経済的に余裕のある場合等は，ペースト研磨材の使用も良い（図1緑矢印）．

光沢のある研磨面を効率よく得るには，研磨前の形態修正から注意を払わねばならない．形態修正には，フィラーとマトリックスレジンを切削して修正するカーバイドバーを使用するのが良い．ホワイトポイントでの研削は露出しているフィラーを潰したり脱落させてしまい，最終的な表面滑沢性を考慮すると避けるべきであろう．カーバイドバーとホワイトポイントで形態修正したコンポジットレジン表面の電子顕微鏡写真を図2，3に示す．また，各研磨器具を使用した時の研磨面の電子顕微鏡写真を図4に示す（コンポジットレジンには，フィラーとマトリックスレジンを認識しやすくするため，クリアフィル®マジェスティー®ES－2を使用した）．

2. 部位別の使用研磨器具

1）前歯部

唇側面：バー・ポイント類，ディスク類

舌側面：バー・ポイント類

切縁，切縁隅角：バー・ポイント類，ディスク類

隣接面：ストリップス類

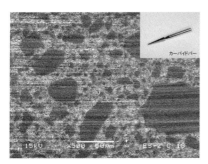

図2　カーバイドバーで形態修正したコンポジットレジン表面の電子顕微鏡写真

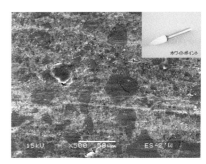

図3　ホワイトポイントで形態修正したコンポジットレジン表面の電子顕微鏡写真

バー, ポイント類　　ディスク類

形態修正

粗研磨

中研磨

細研磨

艶出し研磨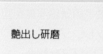

図4　各研磨器具を使用して形態修正, 研磨した時のコンポジットレジン表面の電子顕微鏡写真

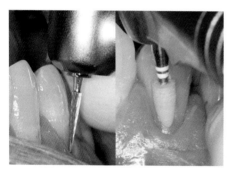

図5　頬側面の形態修正, 研磨
左) カーバイドバーによる形態修正.　右) ダイヤモンドポリッシャーによる研磨

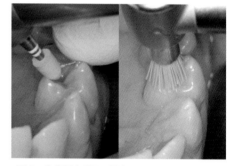

図6　臼歯部咬合面の研磨
左) ダイヤモンドポリッシャーによる研磨.　右) ブラシタイプによる研磨. 裂溝深部も研磨可能である

2) 臼歯部

咬合面：バー・ポイント類
頬側, 口蓋側面：バー・ポイント類, ディスク類
舌側面：バー・ポイント類
辺縁隆線：バー・ポイント類, ディスク類
隣接面：ストリップス類

図5に一般的な唇頬側面の形態修正, 研磨例を示す. 図1に示したAstropol® での段階的な研磨は確実な滑沢面が得られるが, 時間や経済的な制約がある場合は, コンポマスターでの研磨が適するであろう.

図6に臼歯部咬合面の研磨例を示

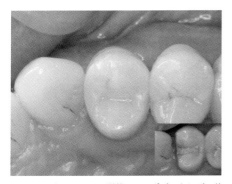

図7　メタルインレー脱落のコンポジットレジン修復症例（右下：術前）　近心辺縁隆線部の形態不良

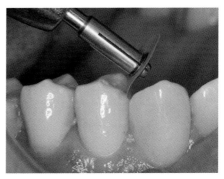

図8　近心辺縁隆線部の形態修正，研磨ディスクを湾曲させ形態修正，研磨する

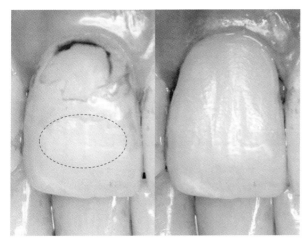

図9　前歯部唇側面の固有の表面構造付与例（左：術前，右：術後）
充填後，左図青点線内および反対側同名歯の表面構造を参考に形態修正，研磨する

す．基本的にはポイント類で研磨するが，裂溝深部等には届かないため，ブラシタイプの研磨器具が推奨される．

臼歯部辺縁隆線の形態修正，研磨にはディスクタイプの使用も有効である（図7，8）．

基本的には，図1に示した粗→細の順で研磨を行うが，前歯部唇側面等で固有の表面構造の付与が必要な場合は，形態修正後に粗研磨は行わず，細研磨や艶出し研磨を行って再現しても良い（図9）．

今回，研磨器具の種類，部位別の使用研磨器具の一例を示した．これにより，修復物表面に光沢を付与し，周囲歯質と審美的に調和させることが効率的にできるであろう．適切な研磨が達成されれば，プラークの付着を抑制し，材料の変質を防げることから，研磨は審美的にも口腔内で長期に機能する上でも重要なステップである．

鶴見大学　英　將生

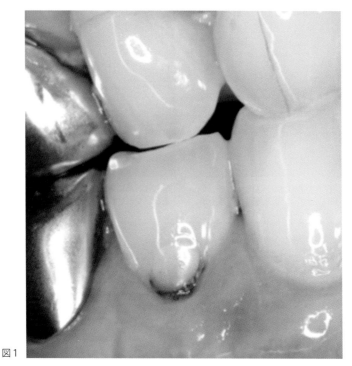

図1

(2) レジン添加型グラス
アイオノマーセメントの研磨

　グラスアイオノマーセメントは，
1969年にWilson ADとKent BEによっ
て開発された[1]．化学的に歯質に接着す
ることに加えて，歯髄刺激性が低いなど
の特徴を持つことから，裏層材，合着
材，予防填塞材，充填材として幅広く
臨床に用いられている．また，その大
きな特徴としてフッ素徐放性があり，周
囲歯質に対して抗う蝕性を与える．し
かしながら，コンポジットレジンと比較
して，物性が劣ることや硬貨時間が長く，
その間に感水すると白濁を生じることや

乾燥すると微小亀裂が発生するなどの
課題も多い．これらを解決する目的で，
液部にレジンモノマーを添加し，接着性
の向上と感水性の改善したレジン添加
型グラスアイオノマーセメントが臨床に
用いられている．また，近年，高強度
従来型グラスアイオノマーセメントが開
発され，ART（atraumatic restorative
treatment）に用いられている．
　平成28年歯科疾患実態調査によれば，
高齢者の現存歯数は，増加しているが，
う歯を持つ者の割合は，80〜84歳で

図1　コンポジットレジンの周囲に2次う蝕が認められる

は，平成23年の前回調査と比較して，28.9％から44.2％と，大幅に増加している．これらの多くは，根面う蝕を推定される．日本歯科保存学会が公開している「う蝕治療のガイドライン」によれば，「根面う蝕の修復処置には，防湿が容易で接着システムの性能を充分に発揮しうる条件下ではコンポジットレジンを第一選択とし，う蝕が歯肉縁下におよび，防湿が困難な場合にはグラスアイオノマーセメントを使用するよう推奨される」としている．

1. レジン添加型グラスアイオノマーセメントの研磨の注意点

レジン添加型グラスアイオノマーセメントの硬化体表面は，コンポジットレジンと比較して粗く，外来色素の沈着やプラークの沈着により変色や二次う蝕の発生が懸念される．また，表層部の重合

度の低い部分の着色が多いとされ，表面から0.6〜0.7mmの部分が最もヌープ硬さが大きいことが報告されている[2]．すなわち，この部分を研磨によって取り除く必要がある．西田らは，C2程度のう蝕を有する乳前歯隣接面に対してFujiⅡLCを用いて修復し，即日研磨と1日経過後研磨した症例（各20症例）を1年間経過観察した結果，即日研磨症例では，1日経過後研磨症例と比較して二次う蝕が多く発生したことを報告している[3]．また，封鎖性や接着強さに関しても，24時後研磨のほうが，向上したことが報告されている[4]．以上のことからも，24時間以降の研磨が推奨される．

2. レジン添加型グラスアイオノマーセメントの臨床例

歯頸部の二次う蝕に対して，レジン添加型グラスアイオノマーセメントの填

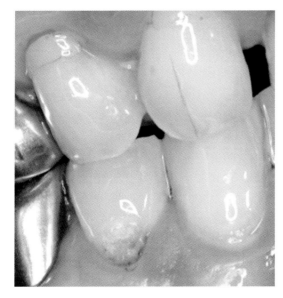

図2　窩洞形成後

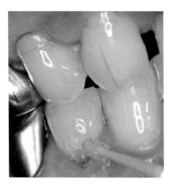

図3 コンディショナーによる歯面
処理後，水洗，乾燥

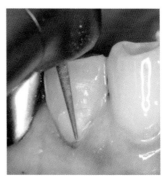

図4 錬和したグラスアイオノマーセメ
ントを填塞後，注水下で形態修正を行う

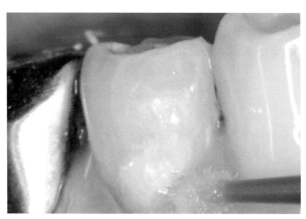

図5 バーニッシュ塗布

塞を行った（図1〜3）．光照射後，形
態修正は，注水下で，超微粒子ダイヤ
モンドポイントや研磨用ディスクを用い
て行う（図4）．その後，感水を防止す
る目的でバーニッシュ塗布を行う（図5）．
今後の表面性状の安定性を保つ目的で重
要なポイントとなる．24時間後，仕上げ・
研磨を行う．十分な注水下で超微粒子
ダイヤモンドポイントを用いて仕上げを
行い，シリコーンポイントで研磨を行う
（図6，7）．3級窩洞では，研磨用スト

リップスを用いる．水洗後，よく乾燥し，
バーニッシュを塗布する．従来型グラス
アイオノマーセメントの研磨では，ペー
ストとラバーカップを用いると，熱によ
り，亀裂の原因となることがあるため，
注意が必要である．

北海道医療大学　　伊藤修一

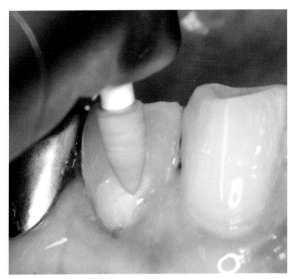

図6　次回来院時に注水下でシリコーンポイントを用いて仕上げ研磨

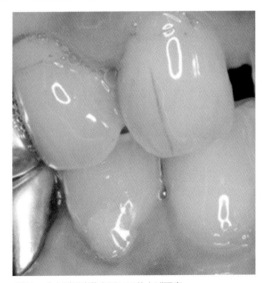

図7　仕上げ研磨後を用いて仕上げ研磨

文献
1) Wilson AD, Kent BE : he glass-ionomer, a new translucent cement for dentistry, J Appl Chem Biotechnol, 21, 1971.
2) 池田晴彦：光硬化型グラスアイオノマーセメントに関する研究－とくに表面着色性とヌープ硬さからみた研磨量について－, 日歯保存誌, 36：1574-1581, 1993.
3) 西田郁子, 他：光硬化型充填用グラスアイオノマーセメントの臨床評価－研磨時期について－, 小児歯科誌, 33：68-76, 1995.
4) 入江正郎：充填用光硬化型グラスアイオノマー－研磨遅延法の効果－, 接着歯学, 14：141-147, 1996.

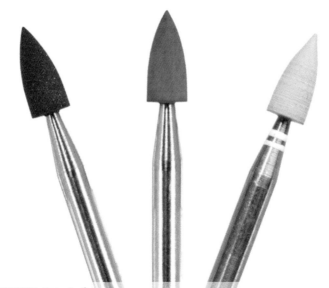

図1　各種研磨用シリコーンポイント
左側(シリコーンポイントMタイプ茶，松風)と中央(シリコーンポイントMタイプ緑，松風)は金属用，右側(コンポマスター，松風)はコンポジットレジン用．名称は同じでも，砥粒に使用されている材料やその粒径，バインダー(結合材)の硬さは研磨する相手によって異なるので，使い分けは必須である

(3)CAD/CAM材料(レジン系)

　2014年，小臼歯部へのCAD/CAM冠が健康保険に導入され，すでに6年以上が経過した．数年後にはその適応範囲が一部の大臼歯や前歯にも認められるようになり，従来日本国内で当たり前のように使用されてきた金銀パラジウム合金による全部金属冠の需要は減少した．一方で，保険適応のCAD/CAM冠用コンポジットレジンをはじめ，いわゆるメタルフリー修復を日常臨床で扱う場面が急激に増えてきている．CAD/CAM修復の場合,口腔内スキャナとチェアサイドCAD/CAMシステムを用いる場合と，健康保険適応のCAD/CAM冠のように口腔内スキャナを用いず，ラボサイドである程度の状態にまで仕上げてくる場合が考えられるが，本項目では需要が多いと思われる健康保険適応のCAD/CAM冠を想定して説明する．

1.CAD/CAM冠用レジンブロックは，修復用コンポジットレジンからできている

1)金属用のシリコーンポイントはNG!

　本来，レジンブロックからCAD/CAM装置でミリングされたCAD/CAM冠はミリングに使用されるダイヤモンドポイントでできたスクラッチ(研削傷)が認められる．通常はラボサイド

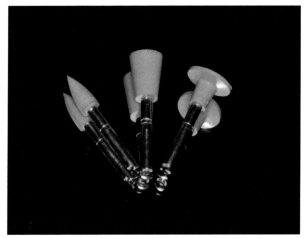

図2　オプチワンステップポリッシャー
左からディスク，フレーム，カップ．平滑面ではディスクタイプが効率よ
く研磨でき使いやすい

ワークでこれらの傷は消され，艶出しさ
れた状態で納品されているはずである．
　チェアサイドでの試適時にコンタクト
ポイントを調整した場合，調整部の研
磨は口腔外で行うことになる．まずは
シリコーンポイントを用いればよいが，
一般にどの歯科医院にも用意されている
茶色や青色の金属用シリコーンポイント
の使用は避けるべきである（図1左，中
央）．金属用シリコーンポイントの砥粒
には硬さの小さい炭化ケイ素（ヌープ硬
さ約2,100HK）が使用されている．一
方で，コンポジットレジンは硬いガラスフィ
ラーと軟らかいマトリックスレジンのハ
イブリッドであるため，砥粒の種類に
よってはマトリックスレジンだけが選択
的に研磨されてしまう．一方で，コン
ポジットレジン専用のシリコーンポイン
トでは砥粒としてダイヤモンド（ヌープ
硬さ約6000HK）が使用されており，そ
のためガラスフィラーとマトリックスレ

ジンを均一に研磨することが可能となる
右）．砥粒がダイヤモンドであることか
ら価格は金属用に比べて高くなってしま
うが，それをケチっては本来の研磨効果
は望めない．筆者は，CAD/CAM冠の
みならず，直接法コンポジットレジン修
復の場合でも，オプチワンステップポリッ
シャー（Kerr）を好んで使用している（図
2）．この製品はやや硬めのシリコーン
バインダーを採用しているため，やや強
めの研磨荷重にすることで中研磨，軽
めの研磨荷重でさらに細かい研磨が可能
である．またCAD/CAM冠装着にあたっ
ては，破折や亀裂防止のために，支台
歯への接着後に咬合調整を行うのが一般
的であるが，本製品は注水，非注水の
どちらにも対応しているため，口腔内
外を問わず使用可能であることも便利な
点である．

2）さらなる艶出しのために
　コンポジットレジン用のシリコーンポ

イントは，会社によっても異なるが，平均粒径6〜10μm程度のダイヤモンドを用いているようである[1]．これだけでもそれなりの研磨効果は得られるが，さらなる艶出しを行う場合には，ブラシやフェルトにダイヤモンドやアルミナのペーストを併用する．図3に示すENA Shiny（Micerium，国内取り扱い：フォレスト・ワン）は，Aペーストが平均粒径3μmのダイヤモンド，Bペーストが平均粒径1μmのダイヤモンド，Cペーストがアルミナのペーストであり，A,Bペースト使用時にはヤギ毛を用いた軟らかめのブラシを，Cペーストにはフェルトホイールやコットンホイールなどを用いる．

2. せっかくの研磨を台無しにしないために

修復・歯冠補綴完了後には歯科衛生士による定期的なメインテナンスを行っている歯科医院も多いことと思うが，CAD/CAM冠装着患者に対しての大切な注意点がある．それは，機械的歯面清掃時の研磨材によって，せっかく得られた艶が消失してしまうことである．たとえば，メルサージュレギュラー（松風，RDA 140〜170）のペーストで研磨表面を清掃してしまうと，セラミック系CAD/CAMブロックに比べ，コンポジットレジンブロックでは研磨後に光沢度がより大きく減少し，表面粗さは大きくなる（図4，Group I）．そして，その後にメルサージュファイン（松風，RDA 70〜80）ペーストで長時間研磨したとしても，失われた光沢度は戻らない（Group II,III）．一方で，メルサージュファインのみを使用すれば，光沢度の低下を防止することができる(Group IV)[2]．

最近では徐々に研磨材粒子が小さくなる1ステップタイプの歯面研磨材も広く臨床応用されているが，やはり注意が必要である[3]．歯冠色修復を行った場合には使用材料についての詳細をカルテに記載するとともに，メインテナンスを担当する歯科衛生士に対しても材料学的特性を情報伝達しておくことが重要である．

松本歯科大学　　亀山敦史

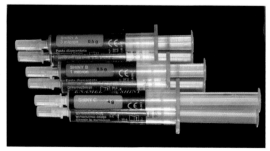
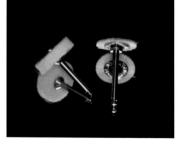

図3　ENA Shiny Mini Kit (Micerium)．（左）ペースト（A, B, C）．（右）ヤギ毛ブラシ（右写真下とフェルトホイール（右写真上）

文献

1) Kameyama A, Nakazawa T, Haruyama A, et al.：Influence of finishing/polishing procedures on the surface texture of two resin composites, Open Dent J, 2：56-60, 2008.

2) Sugiyama T, Kameyama A, Enokuchi T, et al.：Effect of professional dental prophylaxis on the surface gloss and roughness of CAD/CAM restorative materials, J Clin Exp Dent, 9：e772-e778, 2017.

3) 内川竜太朗, 春山亜貴子, 杉山利子, 他：1ステップPMTC用ペーストによる機械的清掃－荷重と時間がCAD/CAM用歯冠色修復材料の表面性状に与える影響－, 日歯保存誌, 63：165-172,2020.

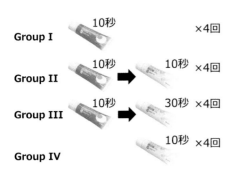

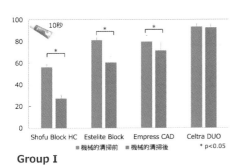

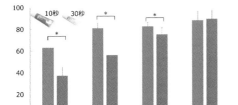

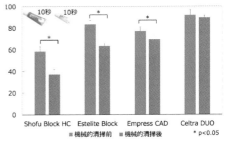

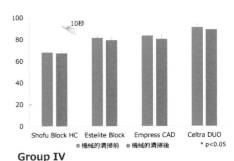

図4　メルサージュ（松風）を用いた機械的清掃による光沢度の変化（文献2）
(a)Group IからGroup IVまでの4群を設定（いずれも2,500rpm, 荷重250gf）. (b)Group Iでは, コンポジットレジン系CAD/CAMブロックで大きく光沢度が低下した. 一方で, ケイ酸リチウム系セラミックブロックであるセルトラDUO（デンツプライシロナ）では清掃前後の光沢度に変化は見られなかった. (c, d) レギュラーペーストでの清掃後にファインペーストを使用しても光沢度は回復できなかった. (e)ファインペーストのみであれば, コンポジットレジン系ブロックであっても光沢度が低下しない

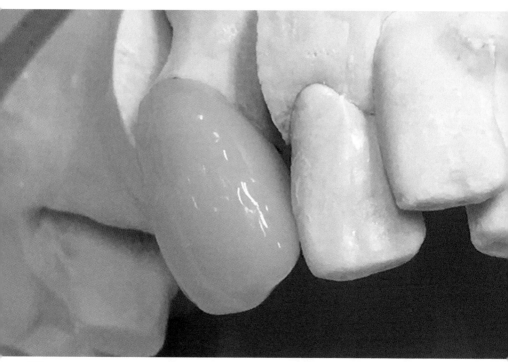

図1

(4)間接修復用コンポジットレジン

本章では，レジン前装冠およびジャケットクラウンに用いられる間接修復用コンポジットレジンをチェアサイドで研磨する方法について述べる．

1960年代にメタクリレートモノマーにPMMA粉末を加え，加熱重合するレジンが金属冠に前装する材料として開発された[1]．その後モノマーは架橋構造になり，無機フィラー配合率の向上，有機複合フィラーの開発，光重合方式の導入など改良が重ねられた結果，物性が向上し，金属冠の前装に加え，ジャケットクラウンにも応用されている．間接修復用コ

ンポジットレジンの研磨では，表面にマトリックスとフィラーという物性の異なる材料が存在するため，これを凹凸なく，滑沢に仕上げることが求められる．

補綴物の試適時に，接触点や咬合の調整を行うと，研磨が必要になる．補綴物の研磨は，口腔外で行うことができる点が直接修復用コンポジットレジンの研磨と異なる．

間接修復用コンポジットレジンの一般的な研磨方法を示す．

1.調整，形態修正

技工所から届いた補綴物は滑沢に研磨

図1　技工所で研磨まで終えたレジン前装冠．非常に表面が滑沢であることがわかる

され，光沢を有している（図1）．レジン前装冠，レジンジャケットクラウンの調整にはカーボランダムポイント，カーバイドバー，またはダイヤモンドポイントを使用する（図2）．これにより肉眼的にも擦過痕が認められ（図3），実体顕微鏡により深い傷が観察される．

2. 粗研磨

深い傷を除去することが目的で，ペーパーポイントやシリコーンポイントなどが用いられる．シリコーンポイントは砥粒を合成ゴムやシリコーンゴムといった結合材を用いて成形したものであり，砥粒としては炭化ケイ素，アルミナ，ジルコン，ダイヤモンド粒子などが用いられ，その平均粒子径も100μm以上のものから10μm以下までと幅広く，用途もコンポジットレジンの他に，貴金属，非貴金属，セラミック材料，アクリルレジン用など様々である[2]．このため間接修復用コンポジットレジンの粗研磨に適した器具を選択する必要がある．ここでは砥粒としてアルミナを含み，合成ゴムを結合材としたシリコーンポイントを用いた（図4）．粗研磨は，砥粒の粒子径が大きいため，表面形状を崩さないよう注意する必要がある．研磨は深い傷がなくなり，表面が均一になるまで行う．肉眼では曇ったよ

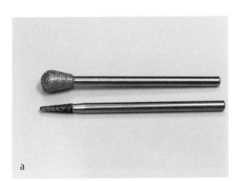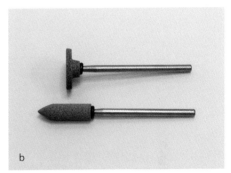

図2　レジン前装冠のレジン部分，およびコンポジットレジンジャケットクラウンの調整に用いられる器具
a：ダイヤモンドポイント（上）やカーバイドバー（下）．b：カーボランダムポイント

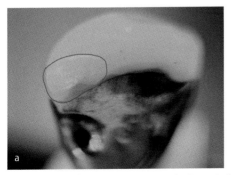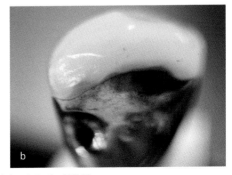

図3　カーボランダムポイントにてレジン部分の調整を行ったレジン前装冠
a：赤線で囲んだ範囲に対して咬合調整を行った．b：同左．切削された表面には粗造感が確認できる

うに見え（図5），実体顕微鏡で観察すると細かな傷が確認できる．

3.仕上げ研磨

仕上げ研磨には仕上げ研磨用のシリコーンポイントを用いる方法や，山羊の毛などでできたブラシとペースト状の研磨材を用いる方法があり，形状などに応じて選択される．

今回は平滑面の研磨だったため，砥粒がダイヤモンド粒子で結合材が合成ゴムのシリコーンポイントを選択した（図6）．研磨後は肉眼的に非常に滑沢で（図7），実体顕微鏡で観察しても傷は見当たらない．

4.つや出し研磨

つや出し研磨はダイヤモンド粒子を含む研磨材をフェルトホイールやブラシにつけて行う．最後に研磨材をつけずに布やフェルトのホイールで拭き取ることでより光沢のある表面が得られる．ここではダイヤモンド粒子を含む研磨材をフェルトホイールにつけて研磨した（図8）後に，布のホイールを用いた．仕上げ研磨後と比較して光沢が増している（図9）．

今回紹介した研磨方法の他にも，つや出し研磨までを1または2ステップで行

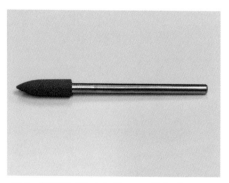

図4　粗研磨に用いたシリコーンポイント

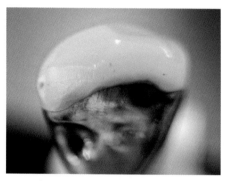

図5　粗研磨後のレジン前装冠
深い傷は消失しているが，曇ったような状態である

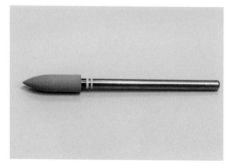

図6　仕上げ研磨に用いたシリコーンポイント
ダイヤモンド粒子が砥粒として用いられており，短時間で滑沢な面が得られる

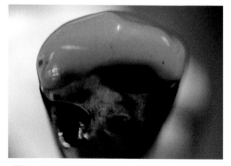

図7　仕上げ研磨後のレジン前装冠
表面は滑沢である

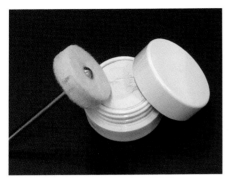
図8 つや出し研磨に用いたフェルトホイールと
ダイヤモンド粒子を含むペースト状の研磨材

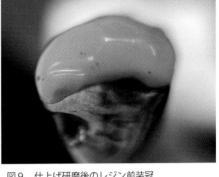
図9 仕上げ研磨後のレジン前装冠
フェルトホイールとダイヤモンド粒子を含む研磨
材で研磨した後に布のホイール（研磨材は用いて
いない）で研磨した．表面の光沢が増し，調整し
ていない面と区別がつかない

う器具や，砥粒を含有し，研磨材が不要
のホイールやブラシなども販売されている.

　研磨で注意すべき点としては，粗研磨
が不完全な状態で，仕上げ研磨やつや出
し研磨を行っても一見滑沢に見えること
である．これは他の材料の研磨と共通し
ている注意点ではあるが，金属よりも表
面の傷が視認しにくいため，十分確認し
た上で次のステップへ移行することを心
がけたい.

　国内では多くの種類の間接修復用コン
ポジットレジンが販売されている．同一
の製造者であっても，製品によってマト
リックスを構成するモノマーの種類，フィ
ラーの材質，形状，大きさ，重合方式が異
なるため，最適な研磨方法については各
製品の説明書を確認する必要がある．ま
た製品によっては専用の研磨システムの

使用が推奨されている.

　ここまで試適時の補綴物の研磨につ
いて述べてきたが，レジン前装冠の金属
部分については金属冠の研磨に準ずる．
また，補綴物の装着後に咬合調整などを
行った場合や，経時的に表面の滑沢性が
低下した場合の再研磨などは口腔内での
研磨が必要となる．この場合は直接修復
用コンポジットレジンの研磨方法を参考
にして研磨を行う.

日本大学　　古地 美佳

文献
1）永野季久：硬質レジン（ダイアモン-D）につ
　いて，歯界展望，29：1354-1356，1967.
2）服部雅之他編：新編歯科理工学第6版，学建
　書院，東京，2019.

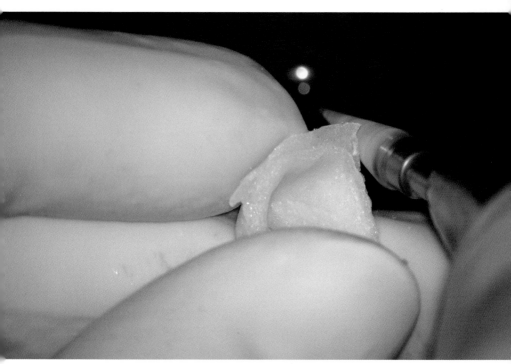

図1

（5）常温重合レジン

歯冠修復系チェアサイドワークにおける常温重合レジンすなわちプロビジョナルレストレーションの研磨は, 辺縁歯肉・咬合状態・舌感や発音などを左右する重要なステップである. 間接法によりラボで作製されたものを口腔内でウォッシュする場合と, 歯冠修復を除去しチェアサイドで作製する直接法がある. 研磨する面積は直接法のほうが若干多くなるが, ステップに変わりはない. 研磨のコツは適したバーやポイントを使いこなすことである.

1. 形態修正および粗研磨

1) 口腔内でマージンをウォッシュしたのち, 切れ味の良いカーバイドバーを使用し形態修正を行う. カーバイドバーの先端は繊細で劣化しやすいので, バーの先端ではなく根元の部分を使用する.

2) 連結部などの細い部分は, 幅径の細いカーバイドバーを用いる. 圧を強くしてしまうと, 噛み込んでしまうので注意が必要である. 弾力のある細いディスクは噛み込みを気にせず使用でき, また逆回転を利用して, 削片の飛散方向を調整できるメリットがある（図1〜3）.

図1　形態修正および粗研磨（直接法）

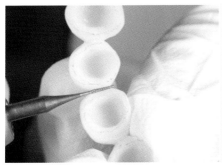

図2　連結部など細い部分の形態修正

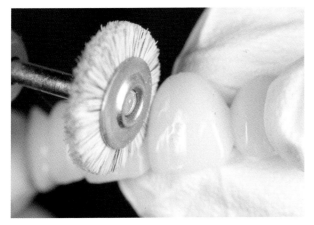

図3　ロビンソンブラシを使用した
細かい部分の研磨

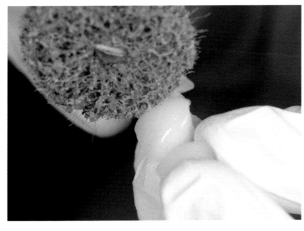

図4　全体的に研磨できるホイール
タイプ

2.中研磨

　細い部分の研磨には，ロビンソンブラシが有効である．またホイールタイプは，大きな面も小さな面も一緒に優しく研磨することができる（図3，4）．

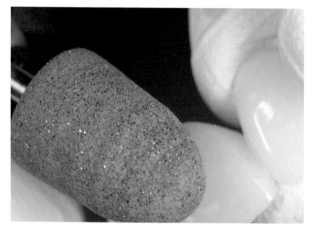

図5　ビッグポイントによる研磨

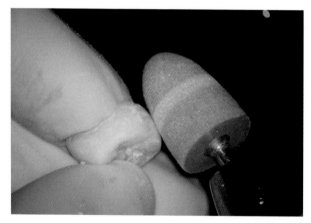

図6　直接法で作製したプロビジョナルレストレーション

3.最終研磨

　ビッグポイントは，最終研磨としても使用できるほど仕上げることができる．間接法で作製したプロビジョナルレストレーションは，ラボサイドで最終研磨までされているのでチェアサイドでの研磨はマージン部のみであるが，直接法で作製した場合は，マージン部だけではなく歯冠部に研磨も必要である（図5，6）．

　仕上げの艶出しは，チェアーサイドでは，ペースト研磨材とバフを使用する．院内に技工用レーズがあれば，細かい部分までの艶出しが可能である．

　形態修正から段階をしっかり踏んだ研磨を行うことで，満足できるプロビジョナルレストレーションが完成する（図7〜9）．

天川デンタルオフィス外苑前
天川由美子

【間接法症例写真提供】
六本木カマエデンタルオフィス
構　義徳先生

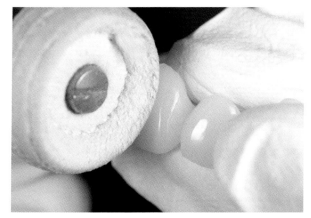

図7　チェアーサイドでの艶出し

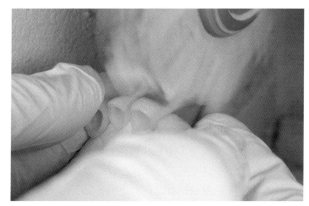

図8　技工用レーズでの艶出し

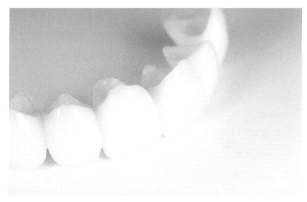

図9　研磨が終了したプロビジョナ
ルレストレーション

参考文献
1)北原信也,土屋　覚：プロビジョナルレスト
　レーション作製に当たって,プロビジョナル
　レストレーション,医歯薬出版,東京,2004.

2)西川義昌：直接法によるプロビジョナルレス
　トレーションの製作,プロビジョナルレスト
　レーション,医歯薬出版,東京,2004.

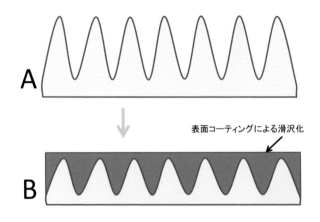

A

B

表面コーティングによる滑沢化

(6)ガラスセラミック系

1. ガラスセラミック系の研磨の特徴

　補綴装置に対する研磨には，切削，研削および研磨からなる機械研磨，電解研磨による化学研磨，圧延による仕上げ研磨などがあげられる（表1）.

　ガラスセラミックスの研磨は，その耐酸性，脆弱性から使用される研磨法は制限される．セラミックス表面のわずかな傷でも，応力が集中することにより機械的性質が，損なわれてしまう．すなわち，機械研磨にて滑沢化しても，表面に微細な傷が残存することにより，破折の原因となる．よってガラスセラミックスの研磨は，化学研磨および圧延研磨は禁忌であり，機械研磨で仕上げ研磨を行うのではなく，表面コーティングによる滑沢化すなわちつや出し焼成により終了する．セラミックス表面にガラス成分の釉薬を塗布して焼成する方法（グ

レイザーによるグレージング）と焼成したセラミックスを一層融解する方法（セルフグレージング）がある（図1）.

　現在の歯冠修復用セラミックスは，ガラスセラミックスとジルコニアなどの高密度焼結体に区分される．ガラスセラミックスは，長石系ガラス，リューサイト系，二ケイ酸リチウム系に分類される（表2）.

2. 長石系ガラスの研磨

　陶材焼付金属冠に使用される金属焼付用陶材や，インレーやアンレーに主として使用される長石系のCAD/CAM用ブロックなどが挙げられる．注意すべき点として，長石系のオールセラミックスによる歯冠修復物は，薄い部分があると試適調整時に破損する可能性がある．そのため，装置の装着術式は，歯冠修復物の接触点の調整を行った後，支台歯に接着してから，咬合調整，研磨の術式

図1　セラミックスを使用した補綴装置の表面仕上げ法の概念図
仕上げ焼成により陶材自体を融解し（AからBへ凸凹の高さが低くなる），さらに凹凸の隙間を釉薬（グレイザー）で埋めることにより滑沢な表面が得られる

になる．そのため，口腔内で最終研磨を行わなければならないため，咬合調整の段階からどの研削用具を使用するか注意が必要である．筆者は，図2に示すような口径が太くて切削効率が良く，ダイヤモンドの砥粒が細かいポイントを注水下にて使用している．ポイントの砥粒の粒径が，直接セラミックスの表面粗さに相関しているため，砥粒の大きなダイヤモンドポイントでの咬合調整は推奨しない．

咬合調整後，口腔内の仕上げ研磨では，ダイヤモンドの砥粒をゴムやガラスなどのバインダーで固定したポイントを使用する．砥粒にダイヤモンドを使用しているため，長石系のみならずすべてのセラミックスに使用が可能である（図3，4）．

3. リューサイト系，ニケイ酸リチウム系

リューサイト系，ニケイ酸リチウム系のセラミックスは，強度があるため口腔

表1　歯冠修復物や補綴装置に使用される材料別の研磨法
セラミックスの研磨は，金属，レジンと異なり選択肢が少ない

研磨法	対象となる材料	使用材料等
切削	金属，レジン	タングステンカーバイドバーなど 刃．物により切り削る
研削	金属，レジン，セラミックス	硬い砥粒を用いる．ダイヤモンド，カーボランダム，アランダム
電解研磨	金属	電気化学研磨
圧延	金属	延展性を利用した方法
表面コーティング	レジン，セラミックス	表面硬化材，釉薬（グレイザー）

表2　歯冠修復にて使用されているCAD/CAM用ガラスセラミックス

種類	代表的な商品名	製造会社	仕上げ法
長石系	VITA Mark II CEREC Blocs	VITA Dentsply Sirona	グレージング
リューサイト系	IPS Empress CAD	Ivoclar Vivadent	グレージング
ニケイ酸リチウム系	IPS e.max CAD	Ivoclar Vivadent	クリスタライゼーション＋グレージング
ジルコニアを含有したニケイ酸リチウム系	Suprinity Celtra Duo	VITA Dentsply Sirona	クリスタライゼーション＋グレージング

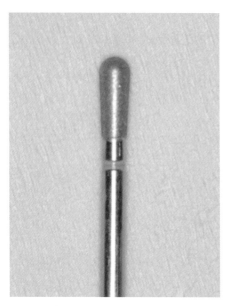

図2　口腔内での咬合調整時に使用しているダイヤモンドポイントの例
松風社製ダイヤモンドポイントFGスーパーファインSF265R

内に試適，調整後，口腔外での研磨，グレージングが可能である．また二ケイ酸リチウム系やジルコニアを含有した二ケイ酸リチウム系セラミックスは，試適調整後，結晶化（クリスタライゼーション）とグレージングを同時に行うことが可能である．

4. 注意すべき事項

　セラミックスの仕上げ研磨には，グレージングを行うのが通法であるが，グレーズ層の強度に関して注意する必要がある．グレーズに使用される釉薬は，ガラス成分であり，焼成後に形成されるグレーズ層はガラスの層である．そのためその強度は脆弱であり，摩耗試験を行うと，グレーズ層は，摩耗し消失するとの報告もある[1,2]．特に咬合接触部は，

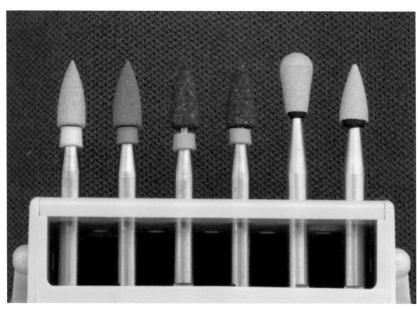

図3　口腔内での研磨に使用しているポイントの例
松風社製ジルコシャインセレクトキット，長石系からジルコニアまで研磨可能．ビトリファイドダイヤは咬合調整にも使用できる．右2本：ビトリファイドダイヤ　左4本：ジルコシャイン

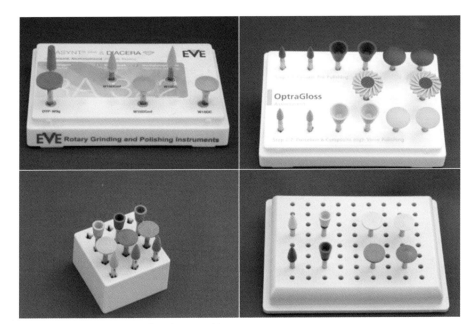

図4　口腔内での研磨に使用可能なポイントの例
これらのポイントはすべてのセラミックスの研磨に使用可能．右上：OptraGloss（Ivoclar Vivadent）右下：サンポリッシャーTCP（SUN）左上：DIACERA（EVE）左下：スターグロス（edenta）

注意して経過を観察することが必要である．二ケイ酸リチウムセラミックスに対し，グレーズを行った条件とダイヤモンドポイントによる研磨だけを行った条件では，グレーズを行った条件の摩耗量が多いとの報告もある[3,4]．よって，セラミックスの表面は，グレーズ層が消失することを前提として，グレーズを行う前に研磨をしっかり行うことが必要である．

日本大学　　小泉　寛恭

文献
1）Preis V, Behr M, Handel G, et al.：Wear performance of dental ceramics after grinding and polishing treatments, J Mech Behav Biomed Mater, 10：13-22, 2012.
2）Janyavula S, Lawson N, Cakir D, et al.：The wear of polished and glazed zirconia against enamel, J Prosthet Dent, 109：22-29,2013.
3）Saiki O, Koizumi H, Nogawa H, et al.：Influence of ceramic surface texture on the wear of gold alloy and heat-pressed ceramics, Dent Mater J, 33:865-873,2014.
4）Saiki O, Koizumi H, Akazawa N, et al.：Wear characteristics of polished and glazed lithium disilicate ceramics opposed to three ceramic materials, J Oral Sci, 58:117-123, 2016.

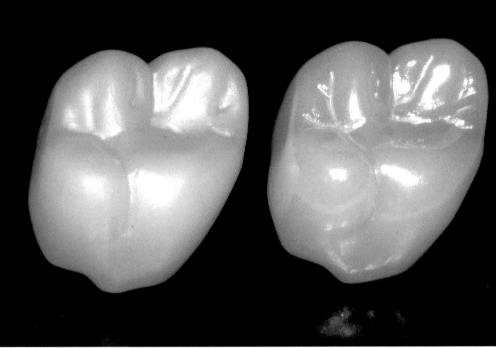

図1

(7) ジルコニア

ジルコニアは2000年代初頭の歯科へ
の導入以来，高い強度と靱性，ならび
に優れた生体親和性を兼ね備えた材料で
あり，陶材前装を前提としたフレームワー
クとして使用されてきた[1]．しかし近年，
高い透光性を持つジルコニアが開発され
審美性が向上したことで，陶材前装せ
ずにジルコニア単体で製作するモノリシッ
クジルコニア補綴装置が広く普及してき
ている．

モノリシックジルコニア補綴装置は，
切削加工と焼結の後，「ステイン／グレー
ジング仕上げ」もしくは「研磨仕上げ」の

2種類いずれかの仕上げ方法により完成
する．「ステイン／グレージング仕上げ」
は陶材前装と同様の表面性状となるのに
対し，「研磨仕上げ」は鏡面研磨による
滑沢な表面性状となる．臨床導入当初，
ジルコニアは硬度が高いことから対合歯
の摩耗が懸念されていた．しかしなが
ら現在では，鏡面研磨されたジルコニア
はエナメル質および他のCAD/CAM
用材料の中で，対合歯の摩耗が最も小
さい[2]ことが明らかになっている．さら
に研磨したジルコニア表面は，グレージ
ングを施したジルコニア表面よりも対合

図1　焼結後（左）と研磨仕上げ後（右）のモノリシックジルコニアクラウン

歯の摩耗が少ない[2]とも報告されている．したがってモノリシックジルコニア補綴装置は，「研磨仕上げ」で製作することで対合歯の摩耗を抑えることが可能であり，そのためには適切な手順で研磨を行うことが求められる．

1．ジルコニアの表面粗さ

モノリシックジルコニアクラウンの焼結後と研磨後の比較から，「研磨仕上げ」によってクラウンに滑沢な面が得られることがわかる（図1）．焼結後と細研磨後のモノリシックジルコニアクラウンの表面粗さを測定したところ，焼結後の

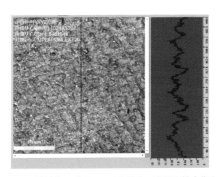

図2　焼結後のジルコニアクラウン表面の拡大像と線粗さ曲線
非接触型レーザー顕微鏡（LEXT OLS4100，オリンパス）にて計測（図3も同様）

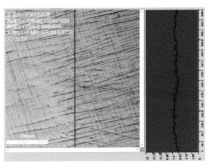

図3　研磨後のジルコニアクラウウン表面の拡大像と線粗さ曲線

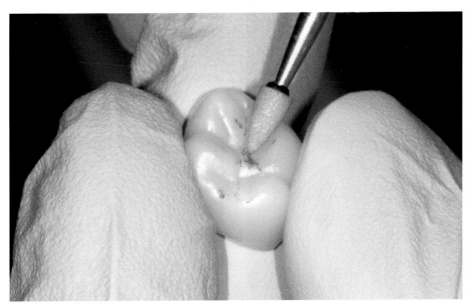

図4　試適・咬合調整　・ダイヤモンド砥粒含有研削ポイント使用

Sa（平均高さ）とSz（最大高さ）が1.67μmおよび18.07μmであった（図2）のに対し，細研磨後はSaが0.69μm，Szが7.70μmにまで向上した（図3）．またダイヤモンド砥粒含有の艶出し研磨ペーストを使用して最終研磨を行った後の表面粗さは，Saが平均0.1μmと非常に良好である[2]と報告されている．したがって，研削と研磨手順を適切に進めることにより，手動研磨でもジルコニア表面を滑沢に仕上げることが可能である．

2. 口腔外での研削および研磨手順

モノリシックジルコニアクラウンは口腔内試適後，通法に従い，隣接接触点および咬合調整を行う．その際，研削ポイントはダイヤモンド微粉末を砥粒とした形態修正用ポイントを使用する（図4）．その後，ダイヤモンド砥粒含有のゴム製研磨ポイント使用し，粗研磨（図5），中研磨（図6），細研磨（図7）の順に行う．最終仕上げ研磨は，ダイヤモンド砥粒含有の研磨コンパウンドとロビンソンブラシを使用し，鏡面研磨および艶出しを行う（図8，9）．ゴム製研磨ポイントは，粗研磨用から細研磨用にかけて，砥粒の大きさが小さくなっていくため，順番に使用するべきであり，この手順を遵守することで，効率よく研磨を行うことができる．

しかしながらチェアサイドでの研磨は，

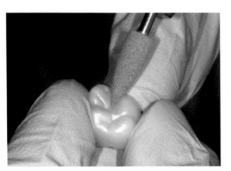

図5　粗研磨
ダイヤモンド砥粒含有研磨ポイント使用（図6,7も同様）

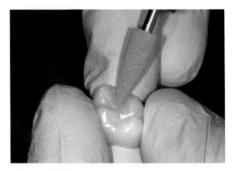

図6　中研磨

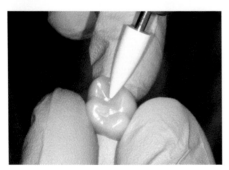

図7　細研磨

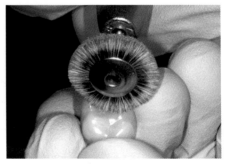

図8　最終仕上げ研磨
ロビンソンブラシと研磨コンパウンド使用

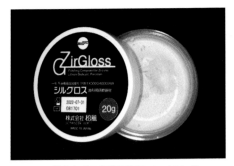

図9　最終仕上げ用歯科用研磨コンパウンド

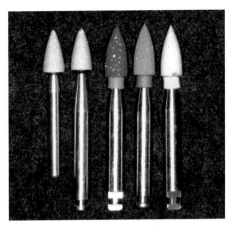

図10　口腔内用研削および研磨ポイント
左からダイヤモンド砥粒含有研削ポイントFG, 同
CA, ダイヤモンド砥粒含有研磨ポイントCA粗研磨
用, 同中研磨用, 同細研磨用

作業環境や時間等の制約があり，滑沢な研磨面を得ることが難しい場合もある．したがって咬合調整後は，一旦院内または院外の技工室に返却し，ラボサイドで最終仕上げ研磨まで行うことが望ましい．このステップを経ることにより，十分に研磨された滑沢なモノリシックジルコニア補綴装置の装着が可能となる．

3. 口腔内での研削および研磨手順

　モノリシックジルコニアクラウン装着後の咬合調整が必要となった場合は，口腔内用ダイヤモンド砥粒含有の形態修正用ポイントを使用する．形態修正用ポイントにはコントラアングルハンドピース（CA）用だけでなく，増速コントラアングルハンドピース（FG）で使用できるものもある（図10）．咬合調整後は，ダイヤモンド砥粒含有研磨ポイントCA用を用いて，粗研磨，中研磨，細研磨の順に研磨を行う．その後，ダイヤモンド砥粒含有の艶出し用ダイヤモンドペーストおよび研磨ブラシを用いて，最終仕上げ研磨を行う．

　鏡面研磨仕上げを行ったモノリシックジルコニアは，対合歯を摩耗させにくいことについて既述したが，クラウン装着後の対合歯の咬頭の破折[3,4]が懸念されることから，適用症例については十分に検討を行うことが重要である．

明海大学　　　三浦　賞子

文献
1）Miura S, Kasahara S, Yamauchi S, et al.：
　Clinical evaluation of zirconia-based all-
　ceramic single crowns: an up to 12-year
　retrospective cohort study, Clin Oral Invest,
　22: 697-706, 2018.
2）Miyazaki T, Nakamura T, Matsumura H et
　al.: Current status of zirconia restoration,
　J Prosthodont Res, 57: 236-261, 2013.
3）Kitaoka A, Akatsuka R, Kato H, et al.：Clinical
　evaluation of monolithic zirconia crowns: A
　short-term pilot report, Int J Prosthodont,
　31: 124-126, 2018.
4）Miura S, Yamauchi S, Kasahara S, et al.：
　Clinical evaluation of monolithic zirconia
　crowns：A failure analysis of clinically obtained
　cases from a 3.5-year study, J Prosthodont
　Res, in press.

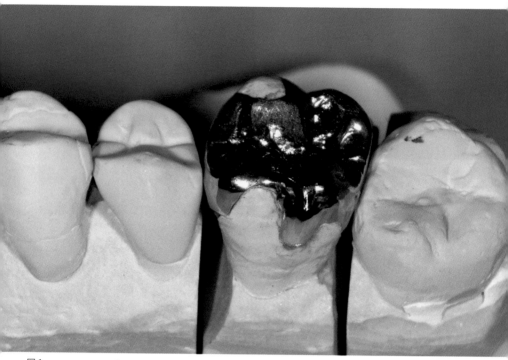

図1

（8）金属系（金銀パラジウム合金）

　日本の歯科医療においては，強度と適度に高い鋳造精度を兼ね備える金属，特に金銀パラジウム合金を使用する修復物／補綴装置は長い歴史を持ち，日本の保険診療を支えている．インレー，クラウン，ブリッジから可撤性義歯のクラスプやバーの製作にも使用されている．また，金属接着プライマーを併用した強力な接着が可能であることから，接着ブリッジ[1]にも多用されてミニマルインターベンションの具現に貢献している．

　金銀パラジウム合金は，正式には「歯科鋳造用12％金銀パラジウム合金」と呼ばれ，組成・成分としては，金12％，パラジウム20％，とJIS規格で定められている．その他，インレー・クラウン用と，ブリッジやバー・クラスプ用など製品によって成分が異なるが，銀50％前後，銅20％前後，インジウムなど数％を含んでいる[2]．

　近年では，パラジウムを中心とした金属価格の高騰，金属アレルギーへの懸念，金属に対する嫌悪，保険診療においてもCAD/CAM冠をはじめとする非金属材料による代替方法の発展により，使用頻度は減少していると言われている．

図1　金属の特性を活かした，複雑な形態ながら精密かつ強化な修復物

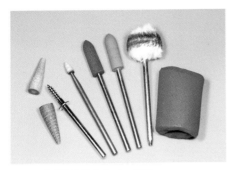

図2　各種研磨用ポイント，材料

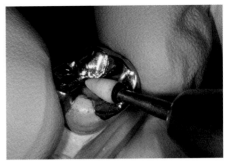

図3　咬合調整部のファイトポイントによる研磨

　政府統計の社会医療診療行為別統計に示される小臼歯での算定回数は，2016年には全部金属冠が3,167千回，CAD/CAM冠が1,078千回であった[3]のに対して，2019年には全部金属冠が2,703千回，CAD/CAM冠が1,650千回であり[4]，全部金属冠の減少とCAD/CAM冠の増加がうかがえる．しかし，金銀パラジウム合金の特性を活かして，複雑な形態でも精密かつ強固な修復物（図1）が作製できることや，接着ブリッジのリテーナーなど，金属を用いることによって実現できる治療法もあることから，金属の需要は一定の割合で継続するものと考えられるので，扱いについて理解して慣れておく必要がある．

　研磨は補綴装置の表面を滑沢に仕上げる操作であり，その良否は補綴装置はもとより，残存歯質や周囲組織の予後に大きく影響を与える．研磨の具体的な意義は，いずれの材料で製作した補綴装置においても共通するものであり，具体的には

1．食物の残渣やプラークの付着を防止する
2．舌や頬粘膜の異物感や不快感を防止する
3．口腔軟組織への機械的刺激による歯肉の炎症や損傷を防止する
4．金属の腐食を防止する
5．着色や変色を防止する
などがあげられる．

　金属製の修復物・補綴装置は，ほとんどの場合に技工室で完成，研磨されたのちに診療室へ持ち込まれる．金属の研磨法はいくつかあるが，金銀パラジウム合金による技工物の研磨にはもっぱら機械的研磨法が用いられ，研磨具と研磨剤を電気エンジンによる回転式研磨で使用して行う．これは技工室でもチェアーサイドでも同様である．

　どんなに精緻に製作した技工物でも，最終的には個々の患者の生体に調和させるための調整が必要である．ほとんどの場合に口腔内での隣接歯とのコンタクトや，咬合関係の調整は必要であり，口腔内での調整後にはチェアーサイドでの仕上げ研磨が必要となる．

　研磨には種々の研磨用ポイント（図2）が用いられ，カーボランダムポイントを用いて必要な研削を行ったのちに，木目の粗いものから順に用いる[5]．すなわち，

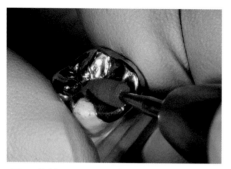

図4　細粒のシリコーンポイントによる研磨

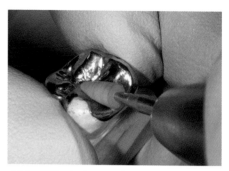

図5　微粒のシリコーンポイントによる仕上げ研磨

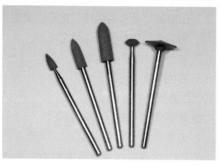

図6　研磨面の面積や形態に合ったシリコーンポイントの使い分け

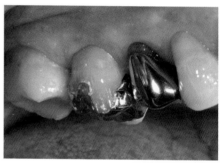

図7　装着直後の金銀パラジウム合金アンレー

サンドペーパーコーンやホワイトポイントを使用したのち（図3），シリコーンポイントを細粒（図4），微粒（図5）と順次使用して仕上げる．研削面にいきなり木目の細かいポイントを適用しても，研削の条痕を残したまま鏡面になるに過ぎず，研磨の目的を達成することができない．また，各ポイントには種々の大きさ，形態がある（図6）ので，研磨すべき部分の面積や形態に応じて使い分けることで確実で効果的な研磨を行うことが可能であり，修復物や補綴装置として機能できるようになる．

インレーや部分被覆冠，接着ブリッジのリテーナーなどの装着後（図7）には口腔内での擦り合わせが有効なことも多い．これは，修復物や補綴装置を装着したのちに，金属と歯質の境界部を口腔内でならす操作である．コントラアングルエンジン用のポイント（図8）を使用して，カーボランダムポイントやホワイトポイントから開始し（図9），最終的に微粒のシリコーンポイントを注水下に使用して仕上げる（図10）．一連の操作は，辺縁部に付与したベベルの部分を利用して金属から歯質に向かって移行的に仕上げるために研削・研磨用ポイントの回転方向が重要である．常に金属から歯質に向かって操作を行い（図11），ベベル部分の金属を剥がす作用が働かないように

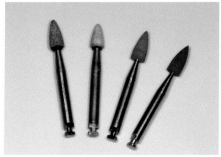

図8 擦り合わせに使いやすいコントラアングルエンジン用のポイント

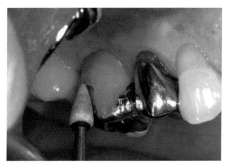

図9 ホワイトポイントによる擦り合わせ

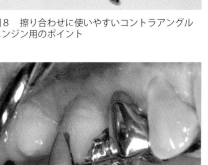

図10 微粒のシリコーンポイントによる擦り合わせの仕上げ

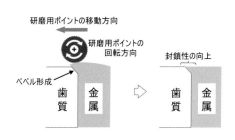

図11 擦り合わせ時の研磨ポイントの回転方向と移動方向

意識する必要がある．このように，窩洞に付与するベベルを利用して境界部の封鎖性を研磨によって高めて，歯牙全体の寿命の伸展を図ることができることも，金銀パラジウム合金を用いた修復の利点である．

鹿児島大学大学院 　南 弘之

文献
1）會田 雅啓, 石神 元, 魚島 勝美, 他編：冠橋義歯補綴学テキスト 第2版, 永末書店, 京都, 2017.
2）矢谷 博文, 三浦 宏之, 細川 隆二, 他：クラウンブリッジ補綴学 第5版, 医歯薬出版, 東京, 2014.
3）平成28年 社会医療診療行為別統計 歯科診療.
4）令和元年 社会医療診療行為別統計 歯科診療.
5）三浦 宏之, 伊藤 裕, 小川 匠, 他編：クラウンブリッジテクニック 第2版, 医歯薬出版, 東京, 2018.

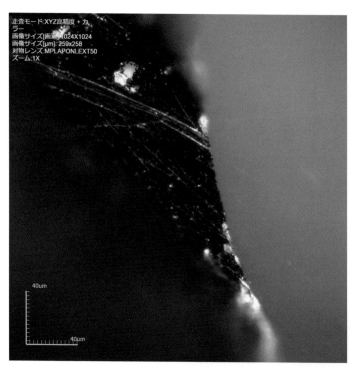

走査モード:XYZ高精度＋カラー
画像サイズ[画素]:1024X1024
画像サイズ[μm]: 259x258
対物レンズ:MPLAPONLEXT50
ズーム:1X

40um

40μm

図1

（9）ゴールドインレー修復

1. いまだ有効なゴールド修復

　適切な手順で装着されたゴールド修復の耐用年数は長く，本稿執筆時点において，ゴールドより長持ちする修復法を示した研究はいまだ発表されていない．優れたゴールド修復は，長期にわたり機能し，今日でも高齢者の口腔内に多く残っていることがそれを証明している．

2. 適合の良い修復物が前提

　ここに記載する調整・研磨の手順は，高精度で適合する修復物が前提となっている．つまり，高いレベルでの調整・研磨を達成できるかは，窩洞形成の時点か

ら始まっていると言える．アンダーカットのない流れるような外形線を得ること，咬合接触点にマージンを設定しないこと，小窩裂溝があれば，あらかじめなだらかに削合しておくことなどが大切である．

3. 研磨の目的

　最終的なゴールは，歯質と歯の直接接触を得ることである(図1)．それは，マージン部分のセメントを限りなく排除し，ゴールドの展延性を利用して歯質に引き寄せることで達成される．最終目標を理解し，それを達成するためにできる限りのことを行うのが大切である．

図1　すべてのマージンにおいてゴールドと歯の直接接触を得ることが最終目標である（撮影協力：東京歯科大学歯科理工学講座）

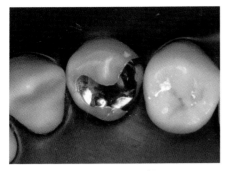

図2　装着後はセメントラインが見えている

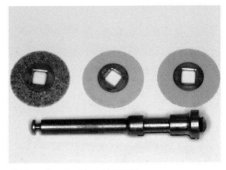

図3　ペーパーディスク3種類

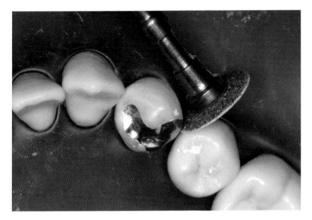

図4　ディスクを用いて歯質とゴールドを同じ高さに調整する

4. 具体的な手順

　ゴールド修復での研磨は技工操作から始まるが，68頁で技工時の研磨手順を詳しく解説しているので参照されたい．

　歯科医師の担当は，修復物のマージンのみである．適合が良いほど，試適，合着の時間が短縮され，最終調整・研磨に多くの時間を割くことができるので，仕上がりがより良くなる．

1）仮封除去

　暫間修復物を除去する際には，エナメル質をチップさせないように注意する．ラバーダム防湿は，術野を明瞭にし，治療効率を上げるために必須である．術後の不快症状を抑制するため，皮膜厚さの無い知覚過敏抑制剤を塗布する．現在市販されているレジン系材料は皮膜が厚いので，もしマージン部分に付着した場合は，修復物の予後に影響を与える可能性があることを考慮しておく．

2）試適

　修復物を試適し，適合性の確認を行う．マージンを大きく超えていたり，隣接面の豊隆等の調整が必要ならばこの時点で行う．形成，印象，技工操作が適切であるならば，試適時の0.5mm程度の浮き上がりは問題ない．装着時にタップすれば，理想的な位置まで沈み込み適合する．窩

洞内に強く押し込むと，外せなくなることがあるので，そこは自分の技術・経験と技工士を信頼する必要がある．

3）合着

続いて，リン酸亜鉛セメントを用いて合着を行う．冷やしたガラス練板上で，液に粉を少しずつ混ぜて練和していく．粘調度が高くなりすぎると修復物浮き上がりの原因となるので注意する．スパチュラから自由に垂れるくらいの稠度が適切である．

リン酸亜鉛セメントは，合着後7分程度は柔らかい状態を維持する．その状態で調整をはじめることで，マージン部分のセメントを排出し，理想的なゴールドと歯の直接接触を得やすくなる（図2）．グラスアイオノマーセメントやレジンセメントは，ある時を境に急速に硬化する．そのため，マージン部分にセメントが残るリスクが高いと推測される．しかし，リン酸亜鉛セメントと比較するとレジンセメントのマージンの封鎖性は良好である．リン酸亜鉛セメントとレジンセメン

トのどちらが長期的に良好な結果をもたらすかは，さらなる研究が必要である．

5）ディスクによる調整

セメントが完全に硬化するのを待たずに，粗目の紙ヤスリディスクをゴールドから歯質へ回転させて，わずかな段差を削合・調整する（図3，4）．2者が同じ平面になれば終了する（図5）．したがって，段差がない場所には使う必要は無い．その後，中目に移行し，粗目でつけた傷をすべて消し去る．同様に細目も行う．

6）ポイントも有効

ディスクは滑らかな切削面を作り出せる一方，咬頭が高い場合や裂溝が深い場合は届かないことがある．その場合は，ダイヤモンドポイント，カーボランダムポイント，ホワイトポイント等を適宜選択し調整する（図6〜8）．その後，茶色と緑のシリコンポイントを用いて研磨を行う．

ポイントの回転方向は，ディスクと異なり，マージンと平行なるように回転させる．そうすることで，ゴールドと歯質

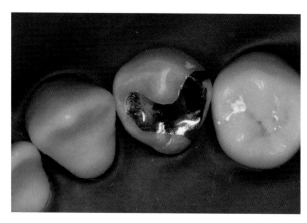

図5　ディスク後の舌側マージンと触っていない頬側マージンの違い

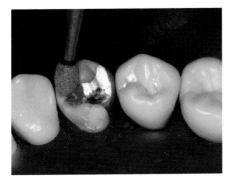

図6 ディスクの届かない場所はポイントが有効

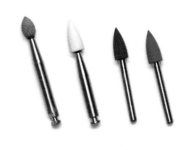

図7 研磨用バー
カーボランダムポイント, ホワイトポイント, シリコンポイント茶色と緑

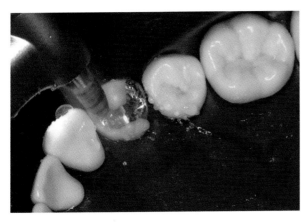

図8 研磨中は熱による歯髄損傷を防ぐため充分な冷却を行う

を同時に調整, 研磨する.

7) 研磨粉による研磨

義歯研磨用のパミス, 15μmのアルミナ粉, 1μmのアルミナ粉を用いて最終研磨する(図9,10).

正しく研磨が行われると, 写真上でゴールドは黒く見える. 歯に黒いインクでインレーを塗ったような状態が見られれば満足である(図11〜13).

8) 研磨中の注意事項

修復物を指で把持し研磨を行うと, 短時間で持っていられないほどの高温になることはご存じかも知れない. 口腔内で研磨を行う際は, この熱から歯髄を守ることが大変に重要である. 紙ヤスリディスク使用時は, 冷却のためアシスタントに強圧エアーを修復物に向け至近距離より当ててもらう. その際, 研磨粒子やゴールド, 歯の削片が飛散するので, バキュームにより吸引する. 研磨粒子が細かくなるほど摩擦熱が多く発生することに注意する.

シリコンポイントを高速回転で使う場合は, 注水による冷却が望ましい. 研

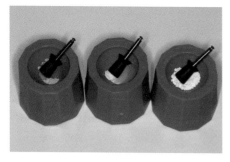

図9　パウダー3種類
最初の2つは水で溶いた状態で使用する

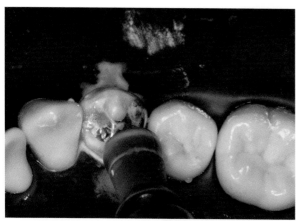

図10　パウダーによる最終研磨

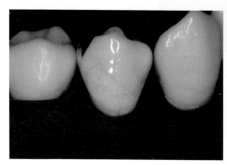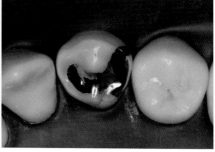

図11　最終研磨後わずかな白色パウダーがマージン部に見えるが，ほとんどのマージンでゴールドと歯質の直接接触が得られている

磨粉はなるべく低速で用い，発熱しないようにする．

9）咬合調整

研磨が完了したら，ラバーダムを外し咬合を確認，必要に応じて調整を行う．印象採得，咬合採得が適切ならば調整は不要かあってもわずかである．7404カーバイドバーで削合し，茶・緑のシリコンポイントで研磨すれば充分である（図14）．

Shimizu Dental Clinic　　清水 雄一郎

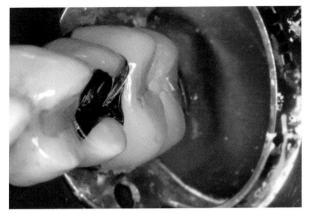

図12　歯質と一体化したゴールド修復

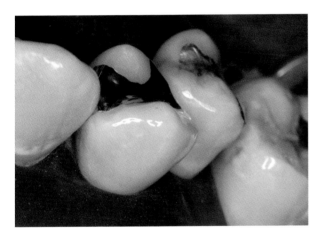

図13　歯質と一体化したゴールド修復2

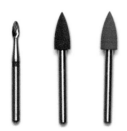

図14　咬合調整用バー
7404カーバイドバー，シリコンポイント茶色と緑

参考文献
1)James B. Summitt, Fundamentals of Operative Dentistry：A Contemporary Approach 2nd Edition.
2) The Academy of R.V. Tucker Gold Study Club.

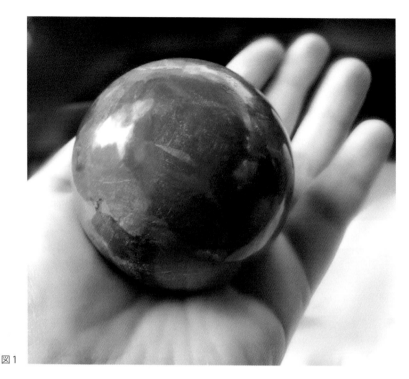

図1

コラム 1　　ツヤ噺とツヤ消し噺

1. ツヤを見るには？

　先生方は泥団子をお作りになったことはあるだろうか？　最近は製作用キットなる製品も市販されているらしいが，時間をかけて泥を丸めて形作ると（図１），太陽に照らしてもツヤツヤの球体となることに醍醐味がある.

　仕上げには，粘土質の土をまぶして磨いていくと光沢を得られるが，一種の研磨材として用いているわけであり，私共が臨床で行う研磨と大差はない.

　さて，研磨状態の確認には光沢を目視することが常用されているが，それには

光源が重要となる. この光源の形態には，点光源・線光源・面光源などが含まれている[1]. 例えば，診療室の天井に通常点いている蛍光灯は線光源または面光源であり，拡散性の光をもたらすために光沢もぼやけてしまう. 点光源は光沢が明瞭化されるために，確認に適しているが，ユニットの無影灯などは光量も強いために，角度によっては陰影効果も失って逆効果となることに注意を要する.

2. 究極のツヤ消しとは？

　光沢が研磨程度の目安となることは，光沢度が表面粗さの基準となることに起

図1　彩色された泥団子

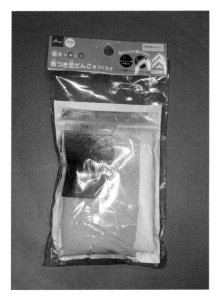

図2　市販の泥団子作製キット

因している．光沢度の測定法はJIS規格でも定められており[2]，60度などの照射光入射角と測定用の角度を規定して測定を行う．実際に研磨後のコンポジットレジンなどで実験を行うと，約50〜70%程度の値を示す[3]．

　一方，99.5%以上の可視光線を吸収する究極の黒シートと呼ばれるシリコーンゴムが，我が国の国立研究機関である産業技術総合研究所によって開発されている[4]．これは特殊製法で表面に微細な凹凸を付与して，光を吸収させる構造となっているそうである．素人考えではあるが，このシートを用いてラバーダムなどに利用すれば，修復物が更にキレイに

見えるかなどと妄想してみた．

3. 適切なあかりとは？

　光源の種類，色温度なども含めて，自分の目に合った適切なあかりが，臨床にも有用なことはいうまでもない．それに出会えるかが大切といえる．

4. 泥縄な泥探し

　原稿を書き始めてから，ふと思い立って，泥団子キットを購入した（図2）．

　かつては，公園なり近所の草むらなどから泥を持ってくるのが，当たり前だったろう．しかし時は移り変わり，病原菌などのない衛生的な泥が市販されている．少なくとも，服を汚して叱りつける両親は既に鬼籍に入っているので，思い切って触ってみようかと思う．

日本歯科大学　　　柵木 寿男

文献
1）パナソニック株式会社 法人向けHP, https://www2.panasonic.biz/ls/lighting/plam/knowledge/pdf/0212.pdf .
2）JIS-Z8741,日本産業規格，https://www.jisc.go.jp/pdfa8/PDFView/ShowPDF/vwMAANBgEZV0rklA0i_y, 1997.
3) Ogawa S, Hayashi K, et al：Surface-gloss of universal and flowable resin-composites polished with recent polishing-systems, https://iadr.abstractarchives.com/abstract/16iags-2474149, 2016.
4) 産業技術総合研究所HP, https://www.aist.go.jp/aist_j/press_release/pr2019/pr20190424/pr20190424.html#d_1, 2020.

2. 歯冠修復系ラボサイドワーク

(1) レジン系 (ハイブリッド)
今田 裕也／(株)協和デンタルラボラトリー
新松戸

(2) 常温重合レジン (プロビジョナルレストレーション)
今田 裕也／(株)協和デンタルラボラトリー
新松戸

(3) セラミック系
滝沢 琢也・井出 幹哉・陸 誠／
(株)コアデンタルラボ横浜

(4) ジルコニアの研磨
山田和伸／(株)カスプデンタルサプライ
／カナレテクニカルセンター

(5) 技工操作のゴールドインレー
清水 雄一郎／Shimizu Dental Clinic

コラム2　仕上げ研磨について
早川 浩生／横浜市立大学附属病院
歯科・口腔外科・矯正歯科 (技工室)

49

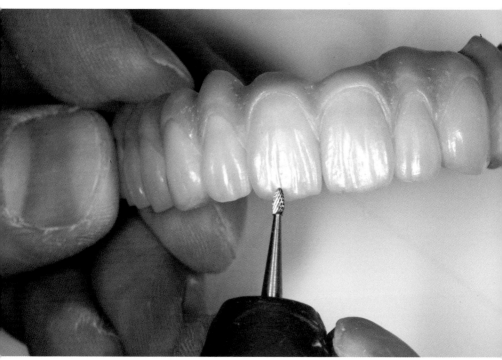

図1

（1）レジン系（ハイブリッド）

1. はじめに

　ハイブリッドレジンの特性はレジンマトリックスと超微粒子フィラーとを混合することで，これまでの硬質レジンと比べ機械的硬度，耐摩耗性が飛躍的に向上しているということである．

　近年の補綴装置上部構造の選択として，メタルフリー素材は大きく需要を伸ばしている．デジタル化とジルコニアなどの高強度の材料が登場したことにより，審美的で強度も兼ね備えた素材がインプラント上部構造から義歯に至るまで多くの臨床で使用され，需要は伸び

ている．その中でハイブリッドレジンを選択するメリットとしては，レジン材料が持つ緩衝作用を活かした補綴，修理や改変などの対応がしやすいなどがあげられる．また長期的な症例では天然歯と似たような摩耗を起こすという報告から，ハイブリッドレジンは自身が摩耗することで生体に適応していくことも考えられる．

　研磨についてであるが，ハイブリッドレジンの構造上，レジンマトリックスとフィラーという違った素材の研磨を同時に行う必要がある．違う硬度の研磨を同時

図1　カーバイドバーによる形態修正

50

に行うため多少特殊な研磨かもしれない
が，基本的な研磨の手順である．粗研
磨から細研磨の原則は変わらない．

2. 研磨の手順

ハイブリッドレジン築盛後，エアバリ
アーペーストを塗布し最終重合をかける．
重合後，エアバリアーペーストを洗い落
とし，補綴装置全体の低重合層を除去
する必要がある．低重合層は約0.02mm
の層になっているので大幅な形態修正が
いらない場合は全体をシリコンポイント
で一層取り除く．硬度が高いため，こ
れまでの硬質レジンと比較して研磨剤を
使用して表面を全体的にぼかしにくいた
め，滑沢な表面のコントラストを再現
したい場合やマージン付近，近遠心コン
タクトなどは，シリコンなどの中研磨
がそのまま最終の表面性状に表現され
やすい．思い通りの形態を残せる反面，
傷が最後まで残ってしまうため，低重合
層の除去は後の研磨を考慮するとシリ
コンポイントで滑らかに仕上げておくこと
が望ましい．また取り除きが不足して
いると，最終研磨時に光沢を得にくく
なる事や経年的な艶落ちの原因にもなる

可能性があるため必要な作業である．
全体的に低重合層の取り除きが完了し
たら，形態修正に入る．
形態修正は基本的にカーバイドバーを
使用する．形態修正の初期で広範囲の
修正が必要な場合はカーボランダムポ
イントを使用することもあるが，カーバ
イドバーと比較して傷が残りやすく，その
後の研磨で傷取り作業に時間がかかるた
め，修正箇所によって限定的に使用して
いる．また表面性状などの細かい表現
には少し切れ味の悪くなったカーバイド
バーを利用する（図1）．
ペーパーコーン（マイスターコーン）を
使用し，表面性状を残しながら，大き
な豊隆の流れや全体的な面を整えていく
イメージで中研磨を行う（図2）．細かい
溝などはペーパーが入りにくく，面を整
えることに集中してしまうと，過度の
研磨は形態を損なう恐れがある．グレー
ジングが行えるポーセレンと比較して，
ハイブリッドレジンは滑沢な面を研磨の
みで行わなければならない．また配合
されているフィラーとレジンマトリック
スの双方を同時に研磨し艶を出す必要が

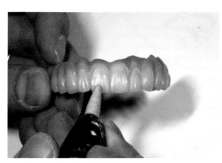

図2 マイスターコーンにて表面性状を残しなが
らの中研磨

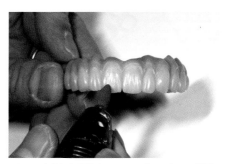

図3 突出した隆線をシリコンポイントにて滑沢
に研磨

あるため，咬合面小窩，裂溝において天然歯と類似した深さ，細さの形態は不適切であり，ポイント，研磨ブラシの当てやすさも考慮する必要がある．

突出した豊隆をシリコンポイントにて滑沢に研磨する（図3）．

ロビンソンブラシによるポリッシュ研磨を行う．

ポリッシュ研磨剤は，人工ダイヤモンド粒子が配合されたペーストを選択する．強化フィラーの含有量が多いタイプのハイブリッドレジンは硬質レジンと比較しポリッシュ研磨に時間がかかる．ジルコニア研磨にも使用されるタイプの研磨力の高いペースト（ジルコンブライト）は作業者の技量に左右されず研磨しやすさ

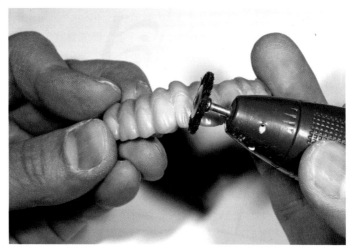

図4　ロビンソンブラシによるポリッシュ研磨

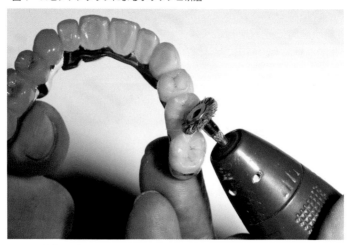

図5　咬合面の細かな溝はミニサイズのブラシによる研磨が効果的

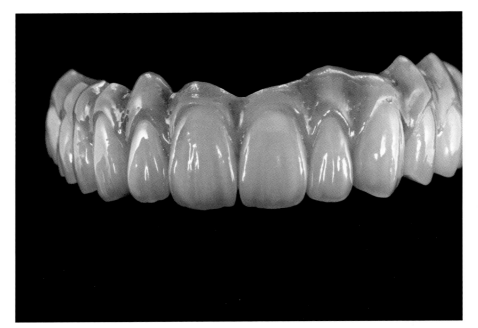

図6　布バフによる研磨で終了

が向上する（図4）．研磨のしにくい咬
合面などの細かな溝はミニサイズのブラ
シ（図5）を使用することで効果的に研
磨ができる．さらにより艶を出したい
場合は，スーパースターを使用し研磨を
行うと良い．

　布バフを使用し全体を多方向から研磨
を行う（図6）．布バフ研磨後，研磨剤
の油分が残って，艶が出ているように見
えることがあるため，スチーマーなどで
油分を完全に除去し，最終チェックを行
い，艶不足の場合は再度研磨を行うこ
とが重要である（図7）．

3. おわりに

　近年，健康寿命とオーラルフレイルの
関係が注目されている．口腔内環境が
良い状態を保つことの一助として，清
掃性，自浄性の良い補綴物形態，研磨

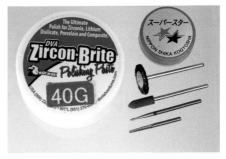

図7　使用した研磨道具

の状態が重要であることを理解し，目
的に合った効率の良い研磨が求められて
いる．

（株）協和デンタルラボラトリー
今田 裕也

参考文献
1）高橋英登, 松井信人：ハイブリッドセラ
　ミックス・メタルフリー修復の臨床と歯科技
　工, 医歯薬出版, 東京, 2006.

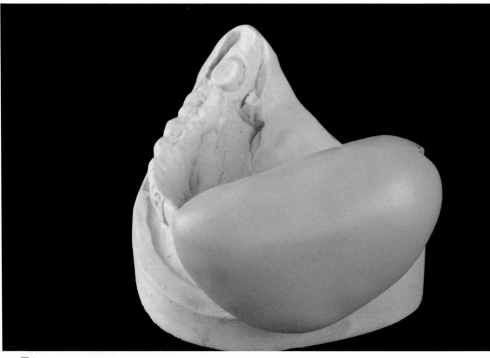

図1

(2)常温重合レジン(プロビジョナルレストレーション)

1. はじめに

　日常臨床のなかで，プロビジョナルレストレーションは，患者の審美性の考慮，咬合の審査，診断，改善回復に多く用いられている．

　特殊な機材を使用しないことや，操作性の点から，ラボサイドで使用する材料の多くは常温重合レジンを使用することが一般的であるが，ジルコニア，金属，セラミックと比較して，レジン材料はプラークの付着がしやすく，除去も

しにくい．

　口腔内の環境から，暫間的とはいえ，研磨による表面性状は，食渣沈着，プラークの付着に大きく影響する．光沢が出ているだけではなく，滑沢な面が必要であり，言うまでもないが，口腔内の保全を考慮すると，研磨は重要な作業である．

2. 研磨の手順

　常温重合レジンを使用した基本的なプロビジョナルレストレーションは，歯冠を

図1　シリコンコアで製作し常温重合レジンの重合

ワックスアップで回復した後，シリコンコアで型取りし，レジンを流し込んで製作する．この場合の研磨方法を述べさせていただく（図1）．

模型とシリコンコアとの間に多少のバリが残ることがあるため，バリ除去が必要になる．余剰レジンが流れる箇所は，マージン付近が多くバリの除去は慎重に行う必要がある．支台歯形成の形によるが，レジンの厚みが薄くなるマージン付近は，調整時に出る摩擦熱の影響を受けやすく，変形する可能性があるため注意が必要である．その場合，切削効率が良く摩擦熱が出にくいカーバーバイドバーの細目クロスカットを使用する

（図2）．

隣在歯コンタクト調整は最終研磨分の減りも考慮しビッグシリコンポイント（松風ビッグシリコンポイント紅）（図3）でコンタクトを強めに調整しておく．

全体的な形態はワックスアップで再現されているので，カーバイドバー細目クロスカットで均一な面ができるように必要最小限の調整を行う．咬合面の小窩，裂溝は涙型のカーバイドバーの先端で溝底面の調整，バーの側面で豊隆の調整を行うことが出来るので，ポイントの交換も少なく，作業効率も良い．調整後，ホワイトポイント（松風）を使用し中研磨を行う（図4）．

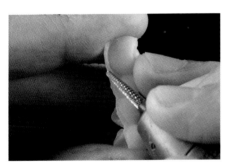

図2　切削効率が良いカーバイドバーでマージン部調整

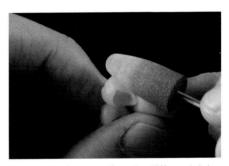

図3　ビッグシリコンポイントで隣接コンタクトの調整

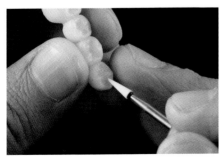

図4　咬合面の小窩など，細かいところはホワイトポイントを使用

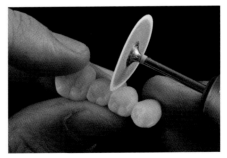

図5　ダイヤモンドディスクのしなりを利用し，連結部の調整

ブリッジタイプの場合，連結部の調整はダイヤモンドディスク（NTI　ダイヤモンドディスクウルトラフレックス0.09/22）のしなりを利用し，押し削り，引き削りで形態修正を行う（図5）．

形態修正が終了したら，粗・中研磨を行う．その後ビッグシリコンポイント（松風ビッグシリコンポイント紅）を使用し，全体的な面の研磨を行い，傷が無くなるようにする．狭いところはビッグシリコンポイントの先端の形態を修正して使用する（図6）．このポイントは通常のビッ

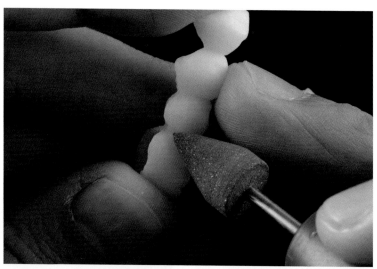

図6　狭いところはポイント先端を調整

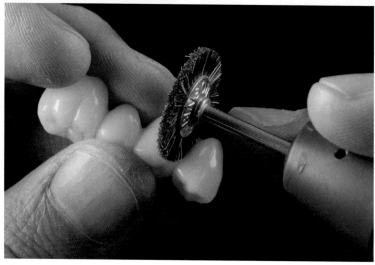

図7　ロビンソンブラシでレーズ研磨で不十分だった箇所の研磨

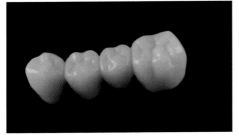

図8　研磨終了

グシリコンポイントと比べ砥石が細かいため，仕上げ研磨への移行がスムーズで重宝している．

　仕上げ研磨は，技工用レーズに一行の硬毛ブラシを使用して行うと効率が良い．一行でも先端が届きにくいこともあるため，予めブラシの先端をハサミでカットし，尖らせておくと良い．ブリッジ連結部などの狭い溝などは，硬毛ブラシでは届かないことがあるので，ロビンソンブラシのソフトを使用する（図7）．艶出しに関しては，布バフにポリッシング剤を使用することで，光沢がある滑沢な面の仕上げ研磨が行える（図8，9）．

3.おわりに

　常温レジンの材質はレジン材料の中では硬度が低いため，研磨剤の研磨力が大きいものは必要ではない．そのため研磨にかける時間は少なく比較的容易に研磨を行うことができるが，言い方を変えれば，研磨されすぎてしまうという点も併せ持っている．研磨の原則である粗研磨から細研磨という一連の流れは変わらないが，研磨圧，回転数は研磨する場所によって経験で得られることが多いのも事実であるため，一概に数字で表すことは難しい．今回，常温重合レジンの研磨について，述べさせていただいたが，方法や材料は様々であり，どれが正しいかというものではないと考える．最終的な目的である艶のある滑沢な面を研磨で仕上げることに変わりはないので，個々で試してみることが重要である．

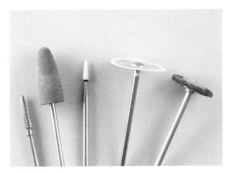

図9　研磨道具

　患者一人ひとりの歯冠形態はさまざまであり，形態に合わせた研磨の方法，材料の選択，調整が必要である．今回紹介した材料以外にも，各社メーカーから多くの種類の研磨ポイント，材料が発売されている．自身の環境下に合ったものを選択し，口腔内保全に沿った技工物の製作に役立てていただけたら幸いである．

（株）協和デンタルラボラトリー
今田 裕也

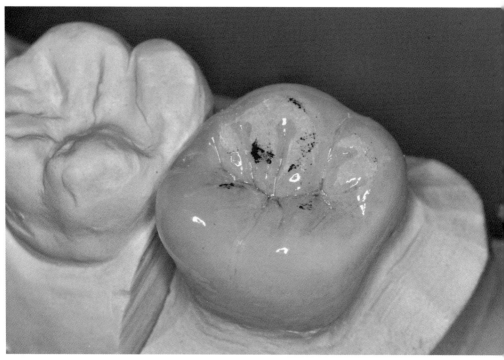

図1

(3)セラミック系

1. はじめに

研磨は歯科技工作業，あるいは口腔内装着時において，最終段階の工程である．口腔内に装着される補綴装置にとって，口腔内環境における科学的な反応や，歯垢の付着といった事を考慮した口腔衛生的な観点からも，表面性状の安定を目的とし，研磨は非常に重要な要素となる．またここに至る過程において，正確な印象採得に始まり，正確なワックスアップやCAD/CAMなどによる加工〜適合と，多くの精密な工程を経てここに至っている．しかしマージンや咬合を，

過不足なく高いレベルで調整・研磨する工程ほど難しいものはない．この工程での失敗は，今まで行ってきた作業がすべて振り出しに戻る事などから，最も重要な作業の一つと認識している．今回は限られた紙面である故，口腔内セット時における，咬合調整時のチェアーサイドでの研磨に付いて解説して行きたい．

2. 二ケイ酸リチウム系セラミックス

歯科材料において「セラミック」というと，セラモメタルクラウン（PFM）やジルコニア焼付ポーセレン（PFZ）に使用するレアリング陶材やジルコニア単

図1　PFZが口腔内で調整された状態．口腔内で調整される際に使用されるのは，カーボランダムポイントやダイヤモンドポイント等が使用される事が多い

体による補綴装置（モノリシックジルコニアクラウン），または，ガラスの中にマイカ結晶を分散させた，セラミックのブロック材料などがあげられるが，基本的にはそれぞれ硬度が違うものの，セラミックに関しては，研磨方法に大きな差はない（図1）．ただし，e-maxに代表される二ケイ酸リチウムにおいては，他のセラミックスと少し違う特性を持っているので，注意点を述べておきたい．二ケイ酸リチウムにおいては，基本的には表面一層グレーズ材にて覆われている事が原則となり，過度の調整により基材が出ている物を機械研磨する事は，あまり良い予後を得られない事もあり，基本的には基材の出ている所の研磨に付いては，オーバーグレーズ材を塗布し，再焼成が必要となる．最終調整として，基材の上にかかっているグレーズ材を再研磨するという形になるのでそ

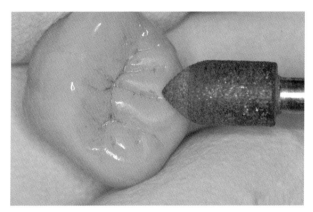

図2　カーボランダムポイントやダイヤモンドポイントにて調整された部分をセラムダイヤ（モリタ）等で整え，より細かな切削面とする

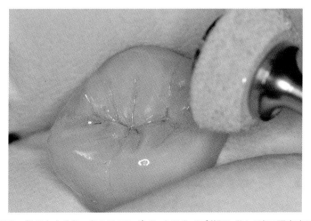

図3　径の小さくなったシリコンポイントPタイプ（松風／PA-11）で研磨する

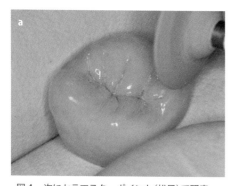
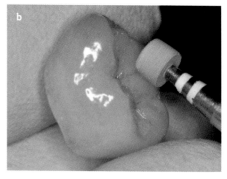

図4　次にセラマスターポイント（松風）で研磨
研磨する部位の形状に合わせてポイントを加工する事で，効率よく研磨することができる．この段階で最終
研磨に近い艶を得る事が大切である

の点の注意が必要である．

3. セラミック系クラウンの研磨

　チェアーサイドにおける試適時の咬合調整は，カーボランダムポイントやダイヤモンドポイントにて調整される事が多いが，咬合調整用のポイントがどのような物が使用されるのかによって，切削傷の深さ等から研磨後の咬合接触量が変わってくると思われる．実際のカーボランダムポイントやダイヤモンドポイントでの調整後の研磨で，どのくらい咬合接触量が変化するのか確認してみたので記載したい．咬合接触量の確認は，実際の咬合確認用として使用される咬合紙にて行ってみた．

　口腔内にて咬合調整された部分の研磨方法であるが，以前は粗研磨として先ずホワイトポイント等を用い，きめ細かな切削面としていたが，現在は微粒子のダイヤモンドなどの研磨砥粒が配合されたシリコンなどを使う事で，効率よく研磨を進める事ができる（図2）．まずはじめに，大きな切削痕が残っていないか明視野下で注意深くチェックす

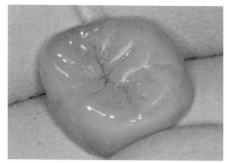

図5　中研磨が終了した状態
この時点で研磨傷が残っていないか，マイクロスコープなどを利用して注意深くチェックする

る必要がある．その際マイクロスコープ（5〜10倍）を使用する事も有効である．研磨に用いるポイントであるが，研磨する部位の形状に合ったポイントを選択する事が大切である．あらかじめ形状の違うものを用意したり，それぞれのポイントやホイールをダイヤモンドドレッサーなどを利用し，研磨する部位が研磨しやすい形状に加工し使用する事で，大きく作業効率が変わってくる（図3〜5）．これまでの事を踏まえた研磨作業のポイントとしては，粗い研磨材から細かな研磨材へと順を追って研磨を進め，決して前の工程に戻らない事である．

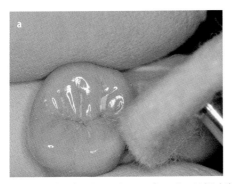
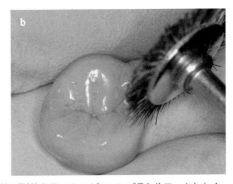

図6　最終研磨においては,スーパースターＶ（日本歯科工業社）を用いて,ロビンソンブラシやフェルトホイールで研磨
セラマスターポイントより高い艶出し効果を得る事ができる

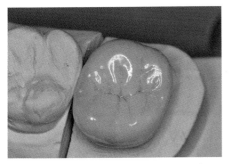

図7　研磨完成したオールセラミックスクラウン（PFZ）
短時間で滑沢な研磨面を得る事ができた

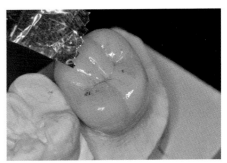

図8　セラミックを研磨後に12μmの咬合紙で咬合状態を印記した状態
研磨前は12μmの咬合紙がきっちり咬んでいたが，研磨後は咬合紙がうっすら印記され，少し抵抗があって抜けてくる感じであった

　当然のことながら，粗い切削痕が残っていると，いくら次のステップの研削材で研磨しても，粗い切削痕を研磨するには多くの時間がかかり，不効率となり，再度前の工程に戻らなければならない事から，各工程に使用するポイントやホイールを決め，一工程，一工程丁寧に進めていく事が大切である．最終艶出し研磨として，微粒子ダイヤモンドなどの研磨砥粒を配合した研磨剤を使用する事により，効果的に良い光沢を得る事ができる．ロビンソンブラシ（ミニ・ロビンソンブラシ（株）マートリーダー）も小ぶりのものを選択し，ブラシの先を

少し加工してシャープにしたり，咬合面の大きさにより，ブラシの長さを調整する事で，咬合面の溝の細部まで磨きやすくなる．比較的広い平らな場所においては，フェルトコーンやフェルトホイールやバフ等を使った方が効率的である（図6）．最終研磨においては，いかにきちんと前段階の研磨ができているかで，結果が大きく変わってくる(図7，8).

（株）コアデンタルラボ横浜
滝沢 琢也・井出 幹哉・陸　誠

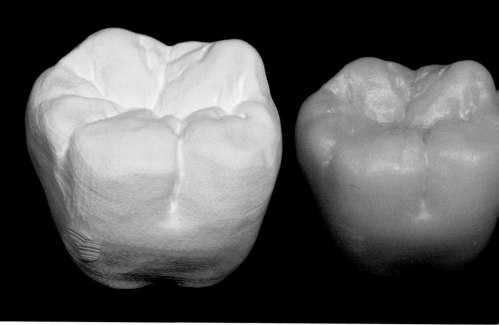

図1

（4）ジルコニアの研磨

1. はじめに

　ここ数年，現代社会が求める白い歯，金属アレルギーへの配慮，プラークコントロールのしやすさ，高いじん性値によるチッピングの起しにくさ，貴金属価格の高騰，そしてデジタルオペレーションへの対応といった観点からフルカウンツァージルコニアクラウン・ブリッジの臨床応用が増加の一途をたどっている．一方で天然歯エナメル質の4倍近い硬度を有するため，懸念されるエナメル質の摩耗を低減するためにも，口腔内に装着される補綴装置の表面は滑沢でなければならないとされている．

　また，ジルコニア自体も表1に示すように多種多様化しており，供給される研削材や研磨材などの器具類も相当数にのぼる．各社が用意するこれらの材料は，研磨の対象となるジルコニアの特性を分析して開発されたものであるがゆえ，正しく効率よく使用したい．

　本稿では，筆者なりのジルコニア面の研磨について所見を述べてみる．

2. ジルコニアの特性

　我々が臨床応用しているジルコニア（酸化ジルコニウム）のほとんどは，高密度に高圧成形されたディスクまたはブロックから補綴装置の形状へ，CAM機に備

図1　ミリング加工後およびシンタリング後のクラウン補綴装置

表1　世代ごとのジルコニアの特徴

	第一世代	第二世代	第三世代
透過率（％）*1	〜28	28〜31	31〜43
透過率（ΔL）*2	〜16	16〜19	19〜24
曲げ強度（MPa）*3	900〜1400	1000〜1300	550〜1000
用途	コーピング	コーピング 臼歯フルジルコニア	前臼歯フルジルコニア ラミネートベニア インレーアンレー
連結ユニット	フルマウスまで	フルマウスまで	3本ブリッジまで *4
連結部面積（㎟）	7〜9 ㎟	7〜9 ㎟	12〜16㎟

*1　厚み：0.5mm、波長：700nm　*2 厚み：0.5mm　*3ISO 6872：2008準拠(3点曲げ試験),　支点間距離：30mm,　試験片サイズ：40 x 4 x 3 mm　*4 製品により臼歯適用外あり

えられるミリングバーによって削り出され（切削加工／ミリング加工），シンタリング（焼結）される（図1）．その後，研削工具である砥粒を固めたバーや超砥粒ホイールなどを用いて，ジルコニア表面をわずかに削り取り，所要の寸法，形状および表面粗さなどに仕上げることになる．この研削加工に使用するものは硬度が高い必要があり，ダイヤモンドを筆頭に炭化ケイ素（歯科ではカーボランダムが知られている），アルミナなどがジルコニアを上回る硬度を持つ．ラボサイドやチェアサイドにおける隣接面や，オクルーザルコンタクトの調整作業が研削加工にあたり，硬度が高い素材を含有するバーやホイールを用いる．これらの工程を経て，最終的に超砥粒ダイヤモンド粒子を含有した研磨加工，光沢面の獲得に移る．

　作業のなかで注意しておきたいことは，ジルコニアは硬度や曲げ強度が高いといってもあくまでセラミックスであり，限界を超えるとマイクロクラックや破損が起こりうることである．いわゆる一般的なセラミックスの欠点であるもろさ（脆性）を併せもつことは否めない．とくに，部分的な熱衝撃を過度に与えた場合は内部応力が発生してクラックにつながる．

　またジルコニアの研削屑は微細でかつ硬いため，あまりに粗いダイヤモンド粒子を付着させたバーなどを使用するとダイヤモンド粒子間に研削屑が密に入り込み，著しく研削効率を下げる．ましてや効率の悪くなったバーを不用意に強く押し付けてしまうと，発熱によりジルコニアが損傷を受けてしまう．

3. 研削工程

　図2に示すように，原則的にはダイヤモンドを含むバーやホイールを使用する．図の左からセラプロ（EDENTA社／モリタ社）#8003と#8002の2種，セラテック（EDENTA社／モリタ社）#952である．推奨回転数はセラプロ#8002

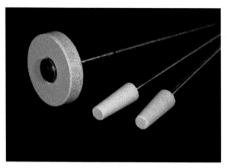

図2　左からセラプロ＃8003,＃8002,セラテック＃952.共にダイヤモンド砥粒を含む研削材（製造・EDENTA社/販売・モリタ社）

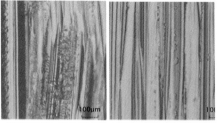

使用素材の違いによるジルコニア表面の状態（x2000）

一般的な歯科用カーボランダム研削材 シリコンラバーをバインダーとするダイヤ含研磨剤

図3　左は一般的な歯科用カーボランダムポイントを使用,右はダイヤモンドを含有するシリコンラバー系の研削材を使用したジルコニア表面の光学顕微鏡写真. カーボランダムによる深い傷が観察される

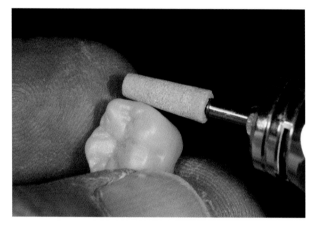

図4　セラテックポイントでクラウンのコンタクトエリアを調整しているところ

は最大15,000rpm,セラテックは最大12,000rpmとなっている.両者の違いは,研削部分の形状とダイヤモンドの粒子径とその密度の違いで,セラテックのほうがより微粒なため小さい面積の調整に向いている. 一方セラプロは,大径のホイールもラインナップされるように大幅にクラウンカウンツァーを変えたい場合やラボサイドでのポーセレン築盛前のコーピング調整などには都合がよい.

　なお,カーボランダムと称されるものは炭化ケイ素を主成分とし,その熱伝導率はダイヤモンドの約6分の1のため,

放熱の観点からもジルコニアの研削に対して大きなリスクを抱える. また一般的なカーボランダムポイントでは,図3右に示すようにジルコニア表面に深い傷をつけてしまい,次の研磨工程で光沢を得るのに時間を要するため効率的ではない.図4はセラテック＃952にてコンタクトの調整を行っているところである. バーは強く押し付けず,回転数は定速化することを心がけたい. また,透光性の高い第三世代のジルコニアは第二世代のものに比べると約2分の1から3分の2程度の強度（表1）でしかないことを考慮す

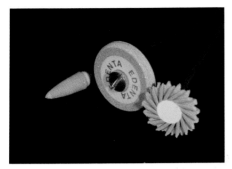

図5　左からスターグロス #2020, #1030（製造・EDENTA社／販売・モリタ社），セラハリケーン（製造・ホリコ社／販売・MOKUDA社）

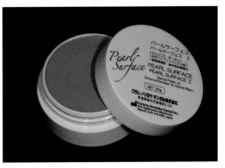

図6　パールサーフェスZ（製造・クラレノリタケデンタル社／販売・モリタ社）

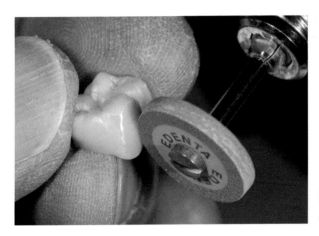

図7　スターグロス#1030で研削時の微細な傷とりを行っているところ

ると，さらに回転数を下げることを念頭においたほうが得策であろう．

4. 研磨工程

　研磨工程では，研削工程で得られた所要の寸法や形状を大きく変えずにその表面を平滑にし，仕上げ面は光沢面となる．ここで使用するバーやホイールにも超砥粒ダイヤモンドを含有するものになるが，研削加工時に比べてさらに微細な粒子径のものが各社より用意されている．その多くは，シリコンラバーをバインダーとしたものである．図5に固定砥粒工具としての研磨用のバー，ホイール，ブラシ

および図6に遊離砥粒工具としての研磨用ペースト材を示す．

　まず，頬側など平滑面を得るためにスターグロスコース（EDENTA社／モリタ社）#1020で研削時の微細な傷とりを行う（図7）．咬合面の裂溝およびその周辺などは，ブラシ形状のものが使いやすい．図8はで副隆線の斜面にセラハリケーンブルー（ホリコ社／茂久田商会）をタッピングする要領で研磨している様子である．裂溝に対してはとくに注力せずとも図8の研磨行為により，ある程度滑沢になる．また，第三世代の高透光性ジルコ

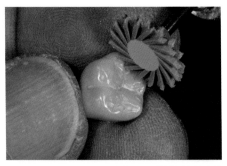

図8　セラハリケーンで咬合面の裂溝付近を研磨する

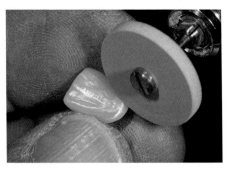

図9　マージンチップレスハイトランスジルシャイン（製造・販売　MOKUDA社）で第三世代の高透光性ジルコニア表面を研磨しているところ

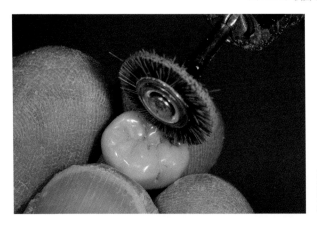

図10　ロビンソンブラシ113（製造・ポリラビット社/販売・MOKUDA社）にパールサーフェスZを付着させてつや出しを行う

ニアについては，補綴装置への熱衝撃をおさえるためバインダーとなるシリコンラバーの弾性を調整した専用のものも開発されている．例えば図9に示すマージンチップレスハイトランスジルシャイン（茂久田商会）は第三世代のジルコニア用に開発されたもので，このマテリアルはマージンに近い部分などにも安心して使用できる．

　続いて仕上げ研磨，いわゆるつや出し作業に移る．各社のジルコニア研磨用ペーストをロビンソンブラシに付着させて使用する方法が一般的である．なお，ロビンソンブラシはなるべく毛の密度が高い

ものを選ぶと，ペーストの保持性が良く効率的である．図10では，適量のパールサーフェスZ（クラレノリタケデンタル/モリタ社）をロビンソンブラシ113（ポリラビット社/茂久田商会）に付着させて研磨しているところである．ジルコニア用の研磨ペーストには，少なからず油成分を含有させているが，あまり高い回転数で使用するとペーストがブラシから飛散してしまい，思ったようにつやが得られないので注意する．パールサーフェスZをふくめジルコニア研磨用ペーストは，最大でも7,000rpm程度の定速状況下とする使用が理想的で，被研磨面にやや押

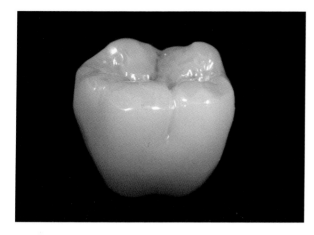

図11 図1のものをつや出し作業を終了して完成したフルカウンツァージルコニアクラウン

し付けるように行う．図11につや出し作業が終了したフルジルコニアクラウンの状態を示す．裂溝部には，少量のブラウンステインを行った．

　ジルコニアの表面は高度に研磨することにより面粗さが小さくなり，対合が天然エナメル質であってもその摩耗度合いが少なく，ポーセレングレーズ面やエナメル質と比べても優位であるとの報告がある．ゆえに，臼歯の咬合面や前歯の舌側面で咬合に関与する部分はラボサイドでは仕上げ研磨にて完了とし，チェアサイドで大幅な調整が必要とされた場合には再度ラボサイドでの作業を推奨したい．

5. おわりに

　ジルコニアは金属やポーセレン，レジンなどの歯科材料とは違う多くの特性がある．ジルコニアの特長を生かすための注意点を，「研磨」という観点から述べた．各工程で使用する器具類には推奨される回転数があり，加えて被研磨面への圧のかけ具合にも注意をはらいたい．おおよそ，従来の歯科材料の研磨に比べて2～3割増しの時間がかかることはやむを得ないとすべきであろう．繰り返すが，ジルコニアはあくまでセラミックスであり，金属では起きえなかった過度な熱衝撃によるクラックの発生は，患者への口腔内装着後に発覚することが少なくないため，留意する必要がある．

（株）カスプデンタルサプライ
山田 和伸

参考文献
1）Sung Joon Kwon, John Burgess, Bond strength, wear, and enamel wear of translucent zirconia，2016 AADR/CADR Annual Meeting, Los Angeles, March 16-19, 2016, #0244

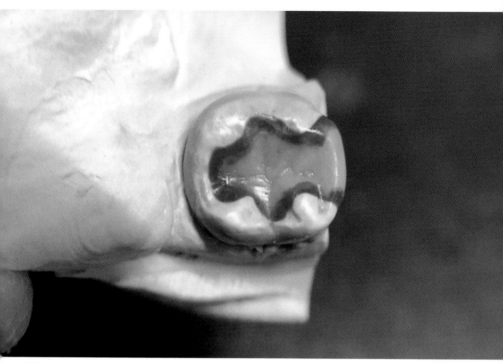

図1

(5)技工操作のゴールドインレー

ゴールド鋳造修復は，口腔内に装着後，歯科医師によって最終研磨が行われ完成する．そのため，技工操作においては，口腔内で研磨しやすいように仕上げること．また，それを効率よく達成させるためのサポートをすることが大切である．

鋳造修復では，分割式模型の製作，咬合器への付着，ワックスパターンの製作，スプルーの設置，埋没，焼却，鋳造，そして鋳造後の研磨という流れで技工操作を行う．本稿では，研磨において重要なワックスパターンと鋳造後の研磨を，米国におけるゴールド修復の大家であるリチャー

ド・タッカー先生のテクニックをもとに解説していく．

1. ワックスパターン
1）ワックス選び

鋳造修復では，窩洞への適合性を高めることが重要である．様々な鋳造用のワックスが市販されているが，インレー用ワックスは比較的硬く，カービングを行いやすい．その一方，模型からワックスパターンを外す際に，窩縁マージン部分に薄いところがあると，その硬さ故に折れてしまいオープンマージンの原因となってしまう場合がある．そこで，比較的軟らか

図1　2種類のワックスを使用したパターン．ワックスアップ直後は表面に凹凸がある

い歯頸部用のサービカルワックスを窩底
およびマージン部分に使い適合を確実に
し，インレーワックスを咬合面に用いて
裂溝を再現していく（図1）．

2）ワックスパターンの研磨

　ワックスインスツルメントと彫刻刀で
仕上げた状態では，表層に僅かな凹凸が
残っていることが多い．その状態で鋳造
すると，金属表面に凹凸が再現されてし
まう．そのため鋳造前にワックスパター
ンを研磨しておくと，鋳造後の研磨が効
率よく進められる．研磨に使うお薦めは
市販のティッシュペーパーである．指先に
巻き付けて優しく撫でることで，ワック
スパターンの表面の凹凸が取り除かれ，
短時間で艶やかな状態にすることができ
る（図2）．

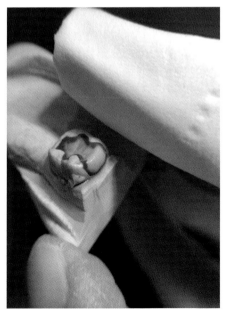

図2　ティッシュを指に巻き付け優しく磨くと艶や
かな表面となる

2．鋳造物
1）適合性の確認

　鋳造が終わり埋没材から鋳造物を取り
出したら，軟らかいブラシで表面に付着
した埋没材を取り除く．鋳造物をよく観
察し，鋳造欠陥のないことを確認する．
その後，スプルーを切断し，塩酸等で酸
化膜の除去を行う．そっと模型に戻し，
オープンマージンがないか埋没材等の膨
縮が正しかったかなどを考えながら，窩
洞に良く適合するかを確認しておく（図
3）．

　研磨後に不適合であった場合は，研磨
がすべて無駄になるので注意する．

2）隣接面コンタクトと咬合の調整

　鋳造物が模型に正しく適合することを
確認したら，続けて隣接面コンタクトお
よび咬合を確認，調整する．大きく削合
する必要がある場合は，カーボランダム
などの粗目のポイント，ヒートレスホイー
ルで調整を行うが，それらの残す傷はか
なり深い（図4）．ぴったりになるまで粗
目で調整を行うと，その後の研磨行程で
コンタクトが開いてしまったり，咬合が
低くなってしまったりする．そのため，や

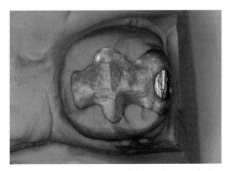

図3　研磨をはじめる前に適合性を確認しておく

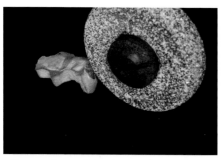

図4　スプルー切断後の広い面は大きなホイールで効率よく調整できるが深い傷が残ることに留意する

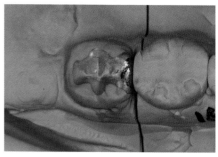

図5　隣接面コンタクト調整後にオープンにならないよう注意

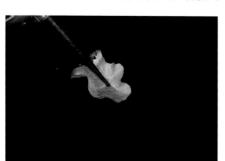

図6　1/2ラウンドバーで小窩裂溝を修正する

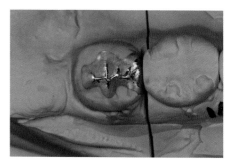

図7　口腔内の研磨を考慮し，丸い滑らかな裂溝とする

や調整不足くらいで研磨の行程へ移行する．つまり，シリコンポイント，シリコンホイールを用いて最終的な微調整を行いながら，同時に研磨の第1ステップを開始する（図5）．

3）小窩裂溝の調整

　鋳造修復は，口腔内で装着後に再調整，最終研磨を行うが，複雑すぎる解剖学的形態をインレー上に再現すると，研磨が困難となる場合が多い．咬合面形態に関しては様々な意見があると思うが，ゴールドと歯質の適合を考えれば凹凸が多い面より平面の方が研磨は容易である．#1/2ラウンドバーを用いて，小窩裂溝の形態を修正する（図6, 7）．

4）その他の調整

　角張っている部分，僅かな窪み，膨らみは，紙ヤスリディスクを用いて調整を行う．シリコンポイント等を使うことももちろん可能だが，滑らかな曲面を容易に作れるという点ではディスクに分がある（図8）．

5）研磨

　ここまでの調整行程が終了したら，最終研磨行程に移行する．ロビンソンソフトブラシとルージュを用いて咬合面の荒研磨を行う．次いで，インレー体すべての表面にフェルトホイールとトリポリ，最後に鹿皮ホイールとルージュを用いてつや出し研磨を行う（図9, 10）．研磨の行程では，摩擦熱によりインレーが発熱

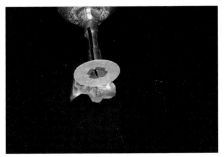

図8　平滑面の調整はディスクが使いやすい

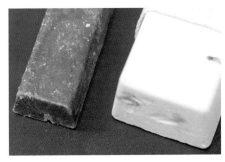

図9　トリポリ（赤）とルージュ（白）

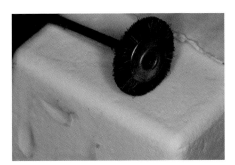

図10　ブラシにルージュをつけて研磨する

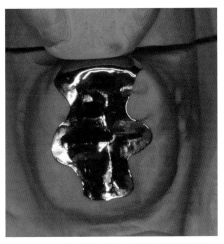

図11　マージン部は口腔内で調整と同時に研磨した方が適合が良いので極力触れない

したり，研磨剤が指に付着したりする．そのため，模型に入れた状態で研磨を行いたくなるが，調整・研磨の過不足をラボおよびチェアーサイドでも確認できるようにするため，模型は無傷な状態で残しておく必要がある．軍手等で手指を保護して研磨を行うようにする．

　インレーのマージンは，鋳造したままの状態が最も適合が良い．口腔内で最終研磨ができる隣接面歯肉側以外のマージンは口腔内で最終研磨ができる．それらマージン0.5mm程度は極力触れないようにする（図11）．

6）適合性の最終確認と清掃

　すべての研磨が終了したら，スチームクリーナー，超音波洗浄器，洗剤等を用いて，トリポリ，ルージュの油分を取り除く．その後，模型にそっと戻し，マージン部分に問題ないかを最終確認し研磨を完了する．

Shimizu Dental Clinic　　清水 雄一郎

参考文献
1) The Academy of R.V. Tucker Study Club.

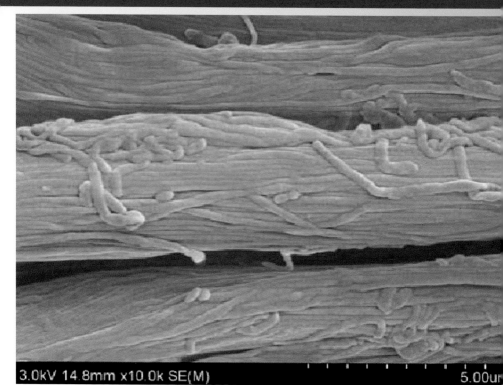

図1

コラム2　仕上げ研磨について

仕上げ研磨は楽しいものだ．数々の工程を経て，口腔内で過不足のない機能を発揮するための最終段階であるとともに，当初に予定した形状，色彩等を踏まえて，イメージ通りか否かの判定を自ら下す瞬間でもある．少し大げさに言えば，もの作りに関わる「創造の喜び」のクライマックスである．

しかしながら，その心弾む気持ちを削ぐ出来事が起こることがある．さあもう少しで完成の輝きが見られる……という矢先に，研磨していた補綴製作物がどこかへ勢いよく飛んで行って捜索することが．小さな1級や2級のインレー，細かいワイヤークラスプ等は特に研磨の回転の勢いで指先から離れて飛んで行ってしまいやすい．この本を読んでいる諸氏であれば一度や二度はこのような経験をされているのではないだろうか．机の上は無論のこと，床に這いつくばって隅々まで探した挙句に，自分のシャツと白衣の間からこぼれ落ちてホッと安堵したこととかが．

さて閑話休題，ここからは実際の仕上げ研磨にまつわることに話を戻すことにする．

図1　セーム革の繊維束表面の強拡大像（SEM）．文献2)より転載

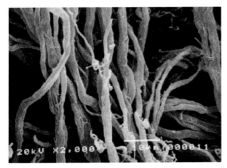

図2　セーム革の繊維束表面(×2,000)

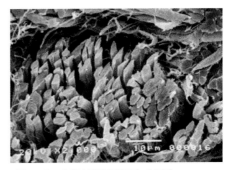

図3　セーム革の繊維束断面(×2,000)

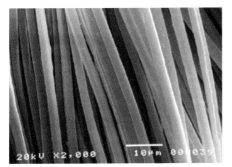

図4　極細繊維製メガネ拭きの繊維表面(×2,000)

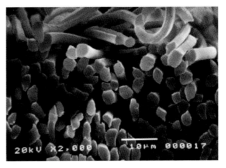

図5　極細繊維製メガネ拭きの繊維断面(×2,000)
　　※図1～5は文献2)より転載

1.バフ研磨

　補綴製作物の仕上げ研磨にルージュ(コンパウンド)を使用したバフ研磨を行うが，これについて少し調べてみた.

　1)ルージュは回転させた布バフ，フェルトホイール，チャモイスホイール，ブラシ等に付着させ，比較的高速回転させて工作物表面を平滑化し艶を出すための研磨材である．一般に青棒(グリーン・ルージュ)と呼称されるものは酸化クロム，赤棒は酸化鉄もしくは酸化ケイ素，白棒は溶融アルミナもしくは焼結アルミナの微粒を砥粒とし，それぞれステアリン酸等の油脂成分で賦形し棒状に整えられている．これらを回転させたバフ

等に圧接・融解させて砥粒を付着させた状態で使用する.

　2)布バフ，フェルトホイール，ブラシは置いておいてチャモイスホイールについて記述する．チャモイスホイールは鹿の革(セーム革／chamois leather)を重ねて円盤状にしたものでレーズ用の直径65～100㎜，幅10㎜程度のものや，ハンドピース用(HP)の直径19～22㎜，幅5㎜程度の製品が市販されている．約2,000～3,000min⁻¹(2,000～3,000rpm)程度の高速回転にて使用する[1].

　なぜ鹿革を使うのか……それは鹿革が一般的な動物皮革の中でも最も細かい

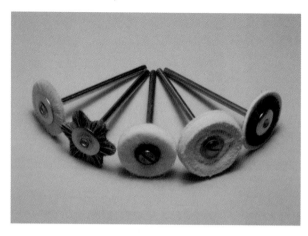

図6　左から, ロビンソンブラシ2種, フェルトホイール, チャモイスホイール, シャモアロビンソンブラシ

繊維束を有しているからである. 現在, 人間が人工的に製造した繊維では, 最も細かい部類である東レ社のトレシー®という超極細繊維（マイクロファイバー）を使った眼鏡等に使うクリーニングクロスの素材があるが, 繊維径は2μmである. これに対して鹿革の繊維径は1.5nm（ナノメートル）であり, 0.0015μmに相当する. この極細なコラーゲン繊維は直径1.5nm, 長さ280nmの棒状のコラーゲン分子の集合体が何百本と集合して構成されているのであり, その細さは比較対象にもならない程である（図1〜5）[2]. この様な特徴を活かして古来より彫金や宝飾加工, 工芸品の最終研磨にも鹿革が使われてきた.

　この鹿革の持つ弾性（コシの強さ）と, 砥粒の保持力によってバフ圧が被研磨体にかけられ, ごく微量の研削とともに摩擦作用によって滑らかさと光沢とを与えることができるのである. なお, 青棒の酸化クロム砥粒の径は約1〜3μm（番手：#4,000〜#8,000）とのことである.

　布バフやフェルトホイール, ブラシの

類も仕上げ研磨に多く使用されるが研磨面の面積の広さや形状, 砥粒との相性等も考慮しながら適宜, 使い分けて頂きたい（図6）.

2.研磨時の保持具

　クラウン・ブリッジの研磨作業をする時に被研磨体を保持する必要があるが, 研磨時の摩擦熱によって保持する指先が熱くなり持っていられないほどになることがある. また, 粗研磨の際に誤って切削バーで怪我をすることもある. 保持力が弱いと, 研磨用バフ等の回転によって補綴製作物を飛ばしてしまったりすることもある. そのうえ恒常的に起きるのは, シリコンポイントやバフ研磨時のルージュ等で指先や爪が汚れることである.

　この様な時に便利なのが鉗子タイプの把持器具である. 数社の製品がある中で(株)イシズカより上市されている「ロータリー・クリッパー」を紹介する[3]. 鉗子の片側は先端が直径約2.6mmの丸くなった一点で保持する形状で, 挟むためのもう片方は, 対向する球状体を包み込む

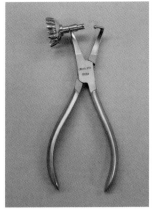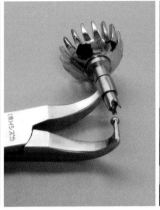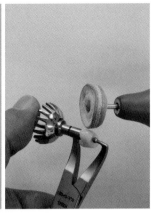

図7　ロータリー・クリッパー
プライヤー形状でオートクレーブ等の熱による滅菌処理が可能であり，チェアーサイドでも衛生的に保つことができる

形の3点の爪で接する，滑らない形状になっており，さらに回転機構が付いている（図7）．この回転機構でインレーやクラウン，ブリッジ等を保持しつつ方向を変えることが可能で，研磨箇所を徐々に変更するためにあらためて補綴物を挟み直して持ち替える必要がなく，とても便利で合理的である．

　鉗子タイプであることから，少しの力でしっかりと把持することができ，補綴製作物を飛ばしてしまう心配もないために，効果的に必要な回転数で研磨作業を行うことができる．保持したまま任意に回転させ方向を変えて，研磨を行おうとする部分をすみやかに変化させることが可能であり，また研磨作業時の発熱で指先が熱くなることも避けられる．さらには不注意による指先の擦過創等の怪我をしたり，研磨材で手指が汚れることもなく快適に，効率良く研磨作業を行うことができるのでお薦めする．

　それにしても，やはり仕上げ研磨の作業は楽しいものである．細かなキズを見つけたりすると一段階戻ってみたり，完全を期すために夢中になっているとつい，コンタクトが空いたりしてとんでもないことになったりするが，いつまでもこの輝きを保って欲しいと願いつつ，スチームクリーナーの蒸気で洗浄してすべての工程を終えた時の充実感は格別なものである．

横浜市立大学附属病院（技工室）
早川 浩生

文献
1）中沢省三：研磨法とその理論　バフ仕上げ
　　（Buffing）．下総高次，中沢省三　編．研磨．歯
　　科技工別冊：医歯薬出版，東京，30-35，1979．
2）奥村 章，道志 智，他：日本鹿セーム革の消
　　費性能に関する研究．日本鹿研究，2：1-7，2011．
3）田中 誠，森田 実：熱くならない，汚れない―
　　研磨時の保持具について，日歯理工誌，31
　　（4）：309-312，2012．

3. 床義歯系

(1) レジン床義歯・金属床義歯の研磨
　　西山雄一郎／鶴見大学歯学部
　　　　　　　　　　　　　有床義歯補綴学講座

(2) リライン後の義歯の研磨
　　川口智弘・馬場浩乃／福岡歯科大学
　　　　　　　　　　咬合修復学講座有床義歯学分野

コラム3　私のチェアサイド義歯研磨法
　　村岡秀明／村岡歯科医院

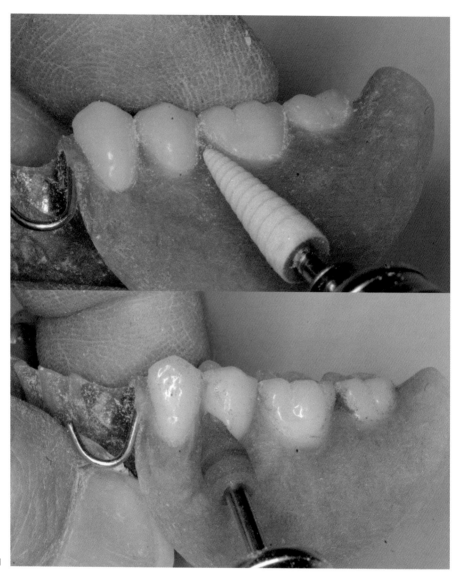

図1

(1) レジン床義歯・金属床義歯の研磨

1. レジン床義歯の研磨

　床用レジンの表面を研磨により滑らかに仕上げることで，審美性と装着感を向上させ，食物残渣の停滞とデンチャープラークの付着を防止できる．床用レジンの研磨では，ろう義歯の歯肉形成を

図1　(上)シャープミニと(下)ビッグシリコンポイント（茶）による歯間乳頭部の粗研磨

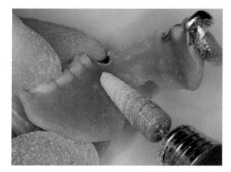

図2　ペーパーコーンによる研磨面の粗研磨

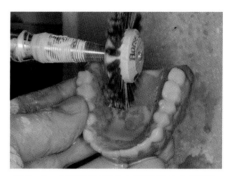

図3　レーズ用硬毛ブラシと研磨砂による中研磨

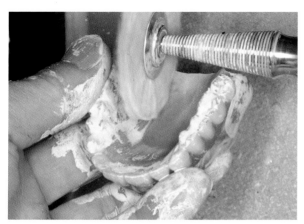

図4　レーズ用軟毛ブラシと
研磨材による仕上げ研磨

損なわないよう留意し，不適合の原因
となる義歯床粘膜面の過剰な研磨や変形
の原因となる研磨時の摩擦熱に注意す
る．また，支台装置の研磨では，鉤腕
の変形や維持力の低下に注意し，床用
レジンとの境界部が滑らかに一体化する
よう配慮する．

1）床用レジンの研磨

　義歯床縁や研磨面を各種カーバイド
バーなどの切削工具により形態修正後，
粗目の研削工具から細目の研削工具へと
研磨の工程を進行させる．各工程の前
段階の研磨操作を確実に処理すること
で，効率的に研磨を完了できる．研磨

の原則は，特定部位に対して同一方向
から長時間行わず，研磨方向を継続的
に交差させることで発熱を防止し，効
率的に研磨面を滑沢にすることである．
　まず，床用レジンと人工歯の境界部
をシャープミニ（大木化学工業）とビッ
グシリコンポイントR1（グレー）粗仕上
げ，R2（茶）中仕上げ＃13（松風）によ
り移行的に研磨する（図1）．大きな研
磨面はペーパーコーン（大木化学工業）と
ビッグシリコンポイントR2（茶）中仕上
げ＃147（松風），スーパーアクリルポリッ
シャー（カボデンタルシステムズ）など
大型の研削工具により効率的に粗研磨す

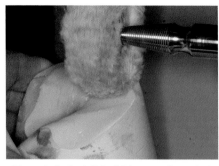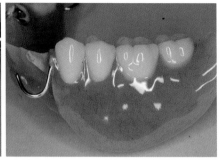

図5　（左)布バフと仕上げ研磨用コンパウンド，(右)艶出し研磨が完了したレジン床義歯

る（図2）．乾式の粗研磨では，摩擦熱により床用レジンが変質するため，過度の加圧や回転速度での連続的な使用は避ける．

　次に，レーズ用フェルトコーン（モリタ），硬毛ブラシと研磨砂により中研磨を行う．床用レジン表面に泥状の研磨砂を塗布し，部位に応じてフェルトコーン先端や側面を用いて低速回転で研磨する．硬毛ブラシ大では研磨面，硬毛ブラシ小では歯間乳頭部など細部を中研磨する（図3）．

　砂研磨では，研磨面を常に湿らせて発熱防止に留意し，研削工具は軽く当てる程度に留め，摩擦熱による床用レジンの変形を防止する．研磨砂を水で洗い流し，床用レジン表面を乾燥させ，キズがないか観察する．キズのある場合は粗研磨に戻る．中研磨後，レーズ用軟毛ブラシと研磨材ニューポリアップ（モリムラ）により仕上げ研磨する（図4）．

　軟毛ブラシに水で溶いた研磨材を塗布し，床用レジン表面に光沢が出るまで高速回転で研磨する．仕上げ研磨後，布バフと仕上げ研磨用コンパウンドにより艶出し研磨する（図5）．布バフが乾燥した状態で硬化していると摩擦熱が大きくなるため，強圧を加えず短時間の研磨とする．

　床用レジンの粘膜面や残存歯が適合する面の研磨は，適合精度を考慮し，レジン重合面を一層研磨する程度に留める．まず，ビッグシリコンポイントR2（茶）中仕上げ＃13（松風）により，粘膜面形態，残存歯の舌側面形態を考慮して，注意深く研磨する．次に，レーズによる仕上げ研磨を行うが，レーズ研磨が困難な部位はポリッシングブラシ（佐藤歯材）と研磨砂により研磨する[1]．

　近年，臨床で多用されているノンメタルクラスプデンチャー（ポリアミド系バルプラスト）は，レジンクラスプ部の厚みが薄いため，過剰な研磨による穿孔や維持力の低下に注意する．また，ビッグシリコンポイントなどによる仕上げ研磨では，光沢のある表面性状に回復できないため，レーズ研磨後，V-ポリッシャー（ユニバル）による艶出し研磨により光沢を回復する[2]．

2）支台装置の研磨

　支台装置の研磨は，歯冠修復（金銀パラジウム合金）の研磨に準ずる．鉤腕の

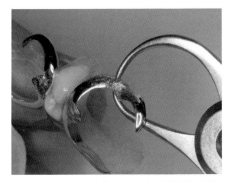

図6　メジャリングデバイスによる研磨部位の厚みの計測

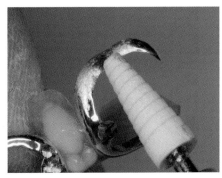

図7　シャープミニによる鉤腕の粗研磨

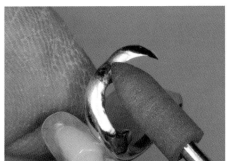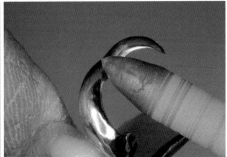

図8　(左)シリコンポイント細粒と(右)微粒による仕上げ研磨

過剰な研磨は，維持力低下や破折の原因となるため注意する．また，鉤腕の変形を防止するため，鉤腕の走行に沿わせ鉤肩部から鉤尖部へと研削工具を滑らかに操作する．

　まず，研磨前に研磨部位の厚みをメジャリングデバイスにより計測し，削合量を確認する（図6）．カーボランダムポイントなどによる切削痕は，シャープミニ（大木化学工業）により粗研磨する（図7）．粗研磨により，細かな切削痕を取り除くことが効率的な研磨に繋がる．シリコンポイントM2（茶・細粒），M3（緑・微粒）#5（松風）で仕上げ研磨後（図8），ロビンソンブラシ（山八歯科工業）

と金属用研磨材タイコー（タイコニウム社）により低速で艶出し研磨し，完了する（図9，10）．アップライト内面は，清掃性に配慮して滑沢な面で仕上げることが望ましい（図11）．なお，バフによる艶出し研磨は必要としない．

3）人工歯の研磨

　レジン歯と硬質レジン歯の研磨は，それぞれ床用レジンと歯冠用硬質レジンの研磨に準ずる．過剰な研磨により咬合面の解剖学的形態を損なわないよう注意し，硬質レジン歯では，削合と研磨を可及的に最表層のエナメル層に留め，物性の低下に配慮する．

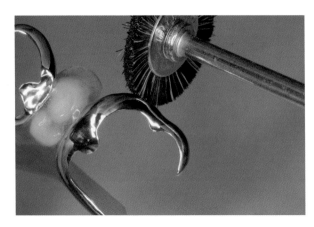

図9 ロビンソンブラシと金属用研磨材による艶出し研磨

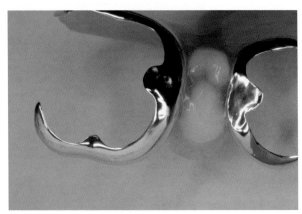

図10 艶出し研磨が完了した支台装置

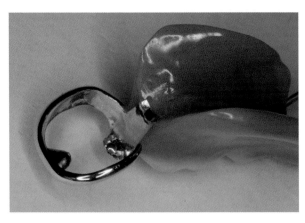

図11 清掃性に配慮したアップライト内面

2. 金属床義歯の研磨

　金属床材料として，臨床的に多用されているコバルトクロム合金とチタン合金は，いずれも鋳造性が悪く，硬度が高いことから研磨が困難であることが指摘されている．金属床の研磨工程例として，(1)スプルーカット後レーズ研磨（手研磨），(2)粗取研磨（自動研磨），(3)形態修正（手研磨），(4)粗研磨から仕上げ研磨（自動研磨），(5)バフ仕上げ研磨など，自動研磨の導入により飛躍的に効率が向上している[3]（手研磨による金属床の研磨工程の詳細は『歯科技工別冊／今日から実践！調整の少ない金属床製作のためのテクニカルヒント』[4]を参照）．また，チタン床義歯では，反応層の存在や大きな化学的活性のため，さらに研磨は困難となる．

　本稿では，臨床的に頻度の高い，フィニッシュラインを含むフレームワークの研磨と咬合調整後の金属歯の研磨について解説する．

1）フレームワークの研磨

　金属床義歯のフィニッシュラインを含む義歯床縁や研磨面の研磨は，各種カーバイドバーなどの切削工具により形態修正後，粗目のペーパーコーン（大木化学工業）により，床用レジンと金属面をそれぞれ粗研磨する（図12）．フレームワークの金属面を粗目シリコンホイール（デンケン・ハイデンタル）を用いて，フィニッシュラインに沿って粗研磨する（図13）．次に，ビッグシリコンポイントR2（茶）中仕上げ（松風）により中研磨する（図14）．レーズ用硬毛ブラシと金属用研磨材タイハイコー（タイコニウム社）により，フィニッシュライン周辺を除くフレームワーク金属面の仕上げ研磨をする（図15）．フィニッシュラインと床用レジンの同時研磨は，床用レジン部にステップを生じるため，離して広い金属面を中心に研磨する．

　フィニッシュラインの研磨は，ビッグシリコンポイントR2（茶）中仕上げ（松風）を用いて床用レジン面を平坦に中研磨後，金属面を研磨する．仕上げ研磨後，P-マルチソフト（モリタ）など水溶性の研磨材により，床用レジンと金属面を同時に艶出し研磨することで，フィニッシュラインの移行研磨が完了できる（図16）．

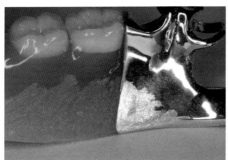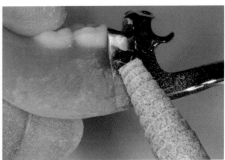

図12　（左）切削工具による形態修正後，（右）ペーパーコーンによるフレームワークの粗研磨

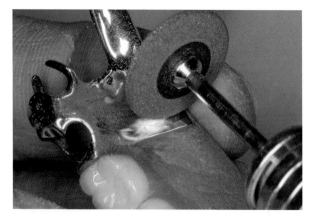

図13 シリコンホイールによるフレームワークの粗研磨

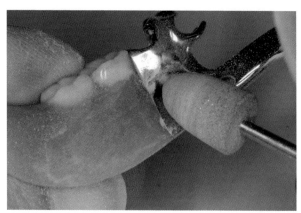

図14 ビッグシリコンポイント（茶）によるフレームワークの中研磨

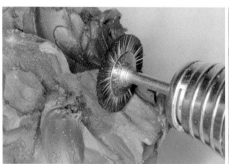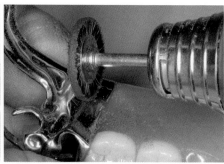

図15 （左）レーズ用硬毛ブラシと，（右）金属用研磨材によるフレームワークの仕上げ研磨

2）金属歯の研磨

　金属歯の研磨は，フレームワークの研磨に準ずる．咬合面の研磨に先立ち，咬合接触部を損なわないようにするため，咬合調整を受けた部分にマジックペンで　マーク後，研磨部位の厚みをメジャリングデバイスにより計測し，削合量を確認する（図17）．次に，咬合接触部の最小面積を残すように中粒カーボランダムポイント（松風）により解剖学的形態に

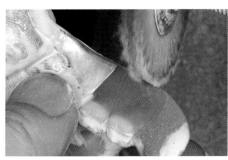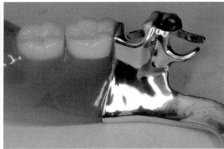

図16　（左）レーズ用軟毛ブラシと水溶性研磨材による床用レジンと金属面同時の艶出し研磨，（右）フィニッシュライン移行研磨の完了

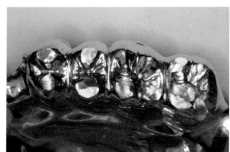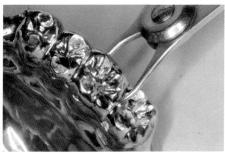

図17　（左）咬合調整により削合された金属歯，（右）咬合調整部分をマーク後，メジャリングデバイスにより研磨部位の厚みを計測

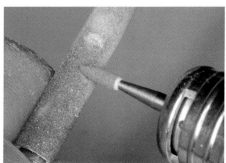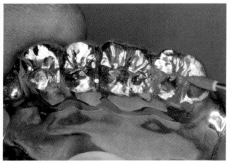

図18　（左）金属ヤスリによるカーボランダムポイントのカスタマイズ，（右）解剖学的形態に準じた咬合面形態の修正

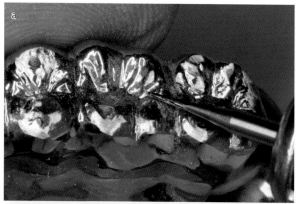

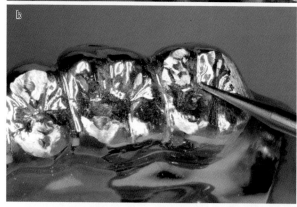

図19 カーバイドバーによる咬合面形態の裂溝付与

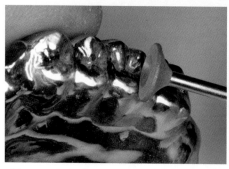

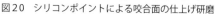

図20 シリコンポイントによる咬合面の仕上げ研磨

準じ修正する（図18）．金属中研磨用のシリコンホイールであるスチールマスター（日本歯科金属）により，咬合面形態を損なわないように中研磨する．咬合面の裂溝は，ラウンドタイプのカーバイドバー（マイジンガー）などで形態付与後（図19），小径円盤状のシリコンポイントなどを用いて仕上げ研磨する（図20）．

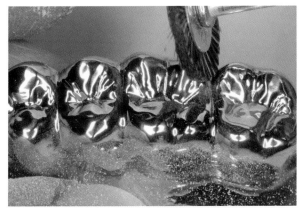

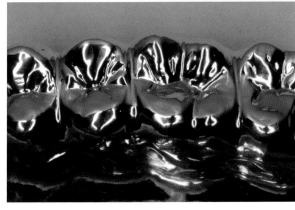

図21 （上）ロビンソンブラシと金属用研磨材による艶出し研磨，（下）艶出し研磨が完了した金属歯咬合面観

仕上げ研磨後，ロビンソンブラシ（山八歯科工業）と金属用研磨材タイハイコー（タイコニウム社）を用いて艶出し研磨する（図21）.

文献
1) 新谷明喜，玉置幸道，仁科匡生（編）：臨床でいきる　研磨のすべて，歯科技工別冊，医歯薬出版，東京，2002.
2) 大久保力廣（編）：Q&Aでわかるノンメタルクラスプデンチャー　―できること，できないこと―，ヒョーロン・パブリッシャーズ，東京，2019.
3) 木村義明：CAD／CAMで製作する高精度なデンチャーメタルフレーム　―保険クラスプから基本的な金属床フレームまで　第6回（最終回）　自動研磨の工程及び適合確認のポイント，歯科技工，医歯薬出版，東京，2018.
4) 秋山公男：今日から実践！　調整の少ない金属床製作のためのテクニカルヒント　第3回（最終回）　クラスプ着脱時における力の考察と金属床の適合調整の手順，歯科技工，医歯薬出版，東京，2017.

鶴見大学　　　西山雄一郎

技工担当：邑田歳幸　鶴見大学歯学部歯科技工研修科

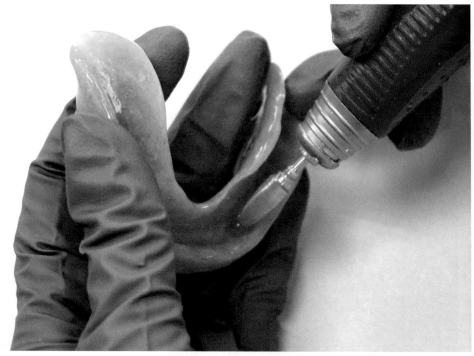

図1

（2）リライン後の義歯の研磨

　義歯のリラインに使用する材料には，硬質材料と軟質材料の2種類がある．本稿では，アクリル系硬質リライン材とシリコーン系軟質リライン材における研磨のポイントについて紹介する．

1.アクリル系硬質リライン材を用いた直接リライン後の研磨

1）リラインの前処置

　アクリル系硬質リライン材を用いる直接リライン前の前処置として，リラインする義歯床の粘膜面から辺縁部までカーバイドバーなどで一層削除して新鮮面を出した後，リライン専用のレジン用接着剤で表面を処理する．リラインが必要でない義歯床研磨面や人工歯部にはワセリンを塗布することで，トリミングや形態修正が容易になる．

2）直接リライン

　通法に従ってリラインを行う．口腔内から義歯を取り出した後，辺縁部をハサミやデザインナイフなどですばやくトリミングを行い重合させる．

3）形態修正

　アクリル系硬質リライン材を用いる場

図1　形態修正（アクリル系硬質リライン材）．義歯床粘膜面に生じた小さな突起や支台歯周囲の歯肉辺縁部に対してカーバイドバーを用いて形態修正を行う

合は，通常の義歯床用レジンと同じ研磨方法で研磨できる．義歯の形態修正にはカーバイドバーを用い義歯辺縁部全周のバリを落とす．義歯床粘膜面に対する必要以上の研磨は，適合性の低下を引き起こす可能性があるため，最低限にとどめる（図1）．

4）粗研磨から中研磨

　義歯床縁部から研磨面に対する粗研磨および中研磨には，サンドペーパーコーンやシリコーンポイントを用いて滑らかに研磨する（図2,3）．研磨は低速回転かつ低研磨圧で行い，研磨方向は一方向のみではなく多方向から行うと効率よく研磨できる．研磨ごとに傷や凹凸が表面に残っていないか確認する．研磨を急ぐあまり許容回転数を超えて大きなシリコーンポイントを使用すると，ポイン

トの軸が曲がる危険性があるので注意する．無理に回転数や研磨圧を上げても，研磨効率は良くならない．

5）仕上げ研磨

　仕上げ研磨は，レーズを使用して，義歯表面に泥状の磨き砂を塗布しながら，ブラシや布バフなどを用いて研磨する．その際，磨き砂が付着していない状態で研磨すると表面が発熱する恐れがあるため，磨き砂を繰り返し塗布しながら研磨を行うことに注意する（図4）．仕上げ研磨はレーズを使用することが好ましいが，リラインにおける研磨の対象となるのは義歯床縁部がほとんどであるため，訪問歯科など大型の器械がない場合は，小型のチャモイスホイールなどを使用して研磨を行う．その後，必要に応じて，ルージュなどを用いた艶出し

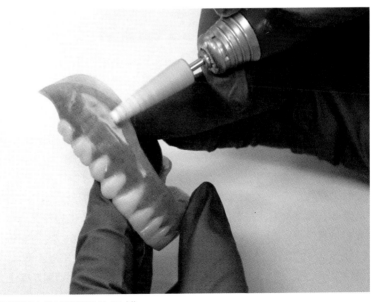

図2　粗研磨（アクリル系硬質リライン材）
カーバイドバーで生じた細かい裂溝に対してはサンドペーパーコーンを活用する

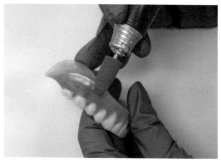

図3　中研磨(アクリル系硬質リライン材)
表面の凹凸に対しては大きなシリコーンポイントを
活用する

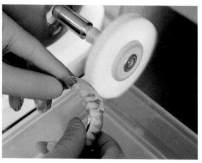

図4　仕上げ研磨(アクリル系硬質リライン材)
発熱に注意し，繰り返し磨き砂を塗布しながらレー
ズでの研磨を行う

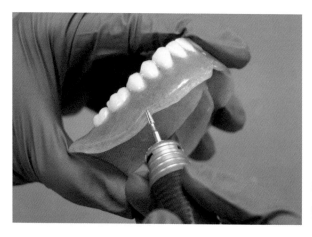

図5　リラインの前処置(シリコー
ン系軟質リライン材)
義歯床縁部はフィッシャーバーなど
でステップ状に形成する

研磨を行う.

2.シリコーン系軟質リライン材を用いた間接リライン後の研磨

1)リラインの前処置

　義歯床へのリラインの前処置として，義歯床粘膜面の新鮮面を出した後，リライン材の厚みが約1～2mm確保できるようにする. また義歯床縁を2～3mm程度超えた位置にフィニッシュラインを設定し，ステップ状に形成して床縁部の厚みを確保する(図5). シリコーン系軟質リライン材が薄いと剝離しやすく，フィニッシュラインが不明瞭になり研磨も困難となる. プライマーは，義歯床粘膜面からフィニッシュライン部まで塗布し自然乾燥させる. 特にフィニッシュライン相当部は過不足なくプライマーの塗布を行うよう注意する.

2)間接リライン

　フラスコやリライニングジグを用いてリラインの技工操作を行う. リライン材が硬化後，リライン材の余剰部分はメスやハサミで削除する.

3)形態修正，粗研磨から仕上げ研磨

　各メーカーからシリコーン系軟質リライン材専用のポイント類が開発されて

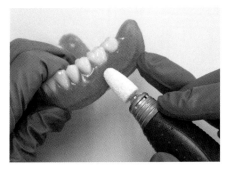

図6　中研磨（シリコーン系軟質リライン材）
メーカーの使用回転数を遵守して，低速かつ弱圧
で研磨を行う

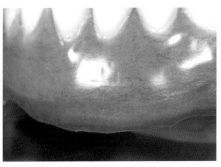

図8　研磨終了（シリコーン系軟質リライン材）
滑沢に研磨されたフィニッシュラインの義歯床研磨
面が得られた

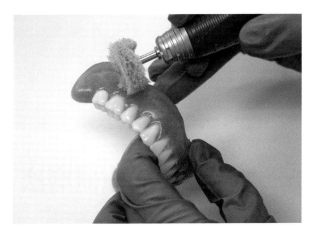

図7　仕上げ研磨（シリコーン系軟
質リライン材）
表面を撫でるようにソフトタッチで
研磨を行う

　いる．シリコーン系軟質リライン材の研磨で重要なのは，①ソフトタッチの研磨圧，②低速の回転数，③フィニッシュラインに平行な研磨方向である．シリコーン系軟質リライン材は弾力性があるため，強い研磨圧で研磨しないようにし必ずソフトタッチで表面を撫でるように研磨する（図6～8）．メーカーから各ポイントやホイールに指定された使用回転数があるため，メーカー指示を遵守して研磨を行う．形態修正用ポイントでは15,000 rpmや20,000 rpm，仕上げ用ホイールでは5,000から8,000 rpmのものが販売されている．研磨方向は，床用レジンからリライン材の方向に研磨すると，シリコーンを捲り上げてしまい，リライン材が剥離してしまう恐れがあるので，なるべくフィニッシュラインと平行な方向で研磨を行う．小帯部など細かな部位には，ペーパーディスクを用いると研磨しやすい．

福岡歯科大学　　川口智弘　馬場浩乃

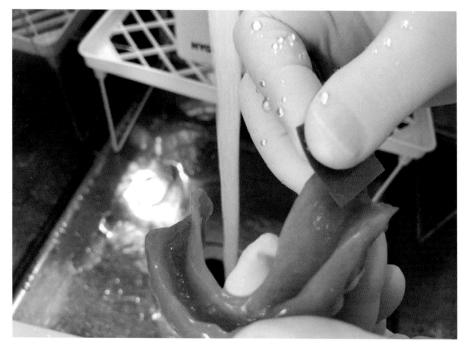

図1

コラム3　私のチェアサイド義歯研磨法

　歯科医師は研磨が苦手である．歯科技工士のようにはできない．上手な人もいるが，一般的には苦手な人が多い．基本的に器材が揃っていない．レーズなどはもってのほかで，技工用エンジンを持っていないことも多い．

　義歯の辺縁には「おやまの法則」というのがある．義歯の辺縁は，（粘膜が）折り返っている所まで行って，やわらかい所で終わり，まるみを帯びていなければならない．義歯辺縁は粘膜とソフトなタッチで接する必要があるということである．義歯の辺縁の研磨が足りな

いと，かえって傷つけてしまうことさえある．とは言いながらも，歯科技工士が行うような完璧な研磨でなくて良いと思う．時間に追われるように行う義歯調整後の研磨で十分である．そこで，私が推薦するチェアサイドでの研磨の道具を紹介しよう．まず，デンタルエイド社から発売されている「デンチャー研磨スペシャルセット」である．この中に入っている，ソフトポルハード→ソフトポルソフト→カラーホイールブラウン→カラーホイールピンクの順番で，エンジンを低速回転にして使用すると，短時間でき

図1　耐水ペーパーを使っている所の写真

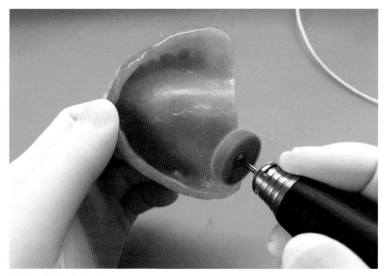

図2　カラーホイール

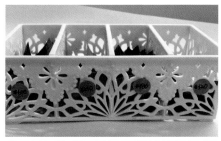

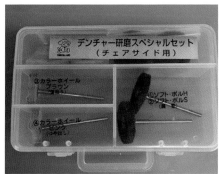

図3　デンチャー研磨スペシャルセット

れいに仕上げることができる．カラーホイールには研磨材が染み込ませてあるので，これだけできれいな艶が出る．ただ，カーバイドバーでできる傷があるまで艶出しに入っても良い結果は得られない．そこで私は，ソフトポルに入る前に，耐水ペーパーを使用している．耐水ペーパーはホームセンターの様な所で安く手に入るので，それを5センチ角ほどに小さく切って使用している．#120，#180，#240，#600を使用しているが，#600くらいまで行くと，舌で触っても気にならないくらいツルツルになる．

　義歯調整は緊急的に行う作業のことが多く，短時間で効率的に行う必要がある．そのような時，上記の器材（図1～3）は有効である．

村岡歯科医院　　村岡秀明

4. 矯正歯科・小児歯科系

(1) 矯正装置の鑞着部と矯正用ワイヤー
　　　遠藤 敏哉／日本歯科大学新潟生命歯学部
　　　　　　　　　　　　　　歯科矯正学講座

(2) 矯正装置のレジン床
　　　遠藤 敏哉／日本歯科大学新潟生命歯学部
　　　　　　　　　　　　　　歯科矯正学講座

(3) ブラケット除去後の歯面
　　　柵木 寿男／日本歯科大学生命歯学部
　　　　　　　　　　　　　　接着歯科学講座

コラム4　床矯正装置の仕上げ研磨とメインテ
ナンスについて
　　　片岡　恵一／琉球大学大学院医学研究科
　　　　　　　　　　　　　顎顔面機能再建学講座

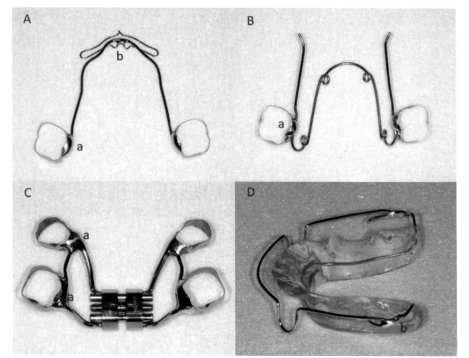

図1

（1）矯正装置の鑞着部と 矯正用ワイヤー

　不正咬合が千差万別あるように，多種多様な矯正装置が治療に用いられる．ほとんどすべての矯正装置は矯正用金属線（ワイヤー）とレジンが主要な構成要素である．舌側弧線装置，トランスパラタルアーチ，クワドヘリックス装置，急速拡大装置（Hyraxタイプ）は，レジンがなく，金属だけで構成されている（図1A～C）．このような金属製矯正装置の製作では，矯正用ワイヤーとバンド，あるいは矯正用ワイヤー同士の接合が必要であり，鑞着や自在鑞着が行われる．矯正用ワイヤーとレジンから成る矯正装置でも鑞着を行うことがある（図1D）．矯正装置の製作時には，鑞着部の酸化膜除去と形態修正を含めた研磨が必要である．

　鑞着に用いられる銀鑞は，耐食性が

図1　矯正装置と鑞着
舌側弧線装置(A), クワドヘリックス装置(B), 急速拡大装置(C)は金属だけで構成され, 矯正用ワイヤーとバンド(a)あるいは矯正用ワイヤー同士(b)が鑞着される. 保定装置(D)は矯正用ワイヤーとレジンで構成され, 唇側弧線と単純鉤が鑞着される(b)

劣り，急冷で脆くなる．動的治療や保定のために，矯正装置は調整しながら，数カ月から数年にわたって口腔内に装着される．銀鑞は，銀の酸化により，数か月経過すると，表面が茶色くなり，黒ずんで，審美性が劣る（図2A）．したがって，作製時だけでなく，装着中にも，矯正装置の鑞着部は研磨が必要である（図2B）．

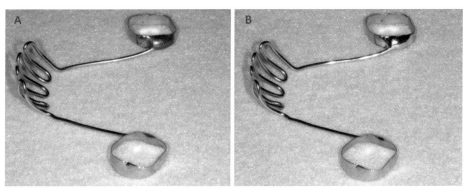

図2　銀鑞の酸化
銀鑞が酸化し，表面が黒ずんでいる(A)．研磨により，鑞着部の審美性を回復する(B)

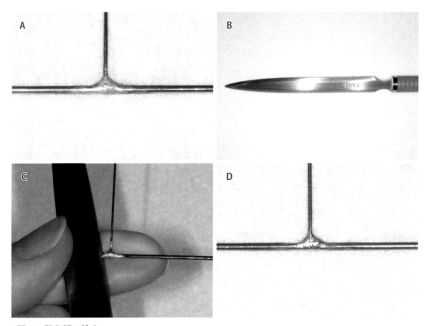

図3　酸化膜の除去
矯正用ワイヤー同士の鑞着部である(A)．切下げ(B)を用いて，鑞着部のホウ砂や酸化膜を除去する(C, D)

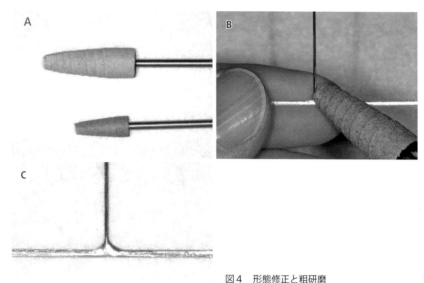

図4 形態修正と粗研磨
紙ヤスリ(A)を用いて，鑞着部の形態修正と粗研磨
を行う(B, C)

自在鑞着前には，矯正用ワイヤーやバンドの鑞着面を清掃し，表面の酸化膜，油脂分および汚染物を除去し，鑞着面の適合性を良好にする．自在鑞着は，左右の手指でワイヤーを固定し，還元炎を用いて可及的に短時間で行う．これらにより，焼なましによるワイヤーの弾性低下を防止し，鑞着部の酸化を抑制し，研磨を容易にする．

鑞着部に対する研磨の基本的手技を記載する．

1）作業模型から矯正装置の掘り出し

ワイヤーとバンドの鑞着が必要な矯正装置では，エバンス彫刻刀を用いて模型から掘り出し，スチーマーを用いて汚れを落とす．

2）バンドの内面を研磨

サンドブラスターと砂を用いて，バンドの内面を研磨する．

3）酸化膜の除去

切下げを用いて，鑞着部のホウ砂（フラックス）や酸化膜を除去する（図3）．

4）形態修正と粗研磨

カーボランダムポイントや紙ヤスリ（ペーパーコーン）と技工用マイクロモーター（低回転）を用いて，鑞着部の形態修正や粗研磨を行う（図4）．カーボランダムポイントでは，鑞着部に切削痕を可及的に残さないように注意する．ついで，歯科用レーズとブラシを用いて，鑞着部を粗研磨する（図5）．

5）中研磨

ホワイトポイントやロビンソンブラシと技工用マイクロモーター（低回転）を用いて，鑞着部を中研磨する．中研磨では，粗研磨のカーボランダムポイントによる切削痕を除去する（図6）．切削痕が残存していると，鑞着部は光沢度が劣ったり，

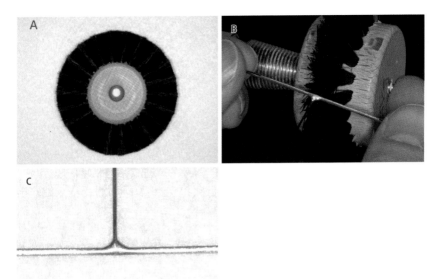

図5　粗研磨
歯科用レーズとブラシを用いて(A)，鑞着部を粗研磨する(B, C)

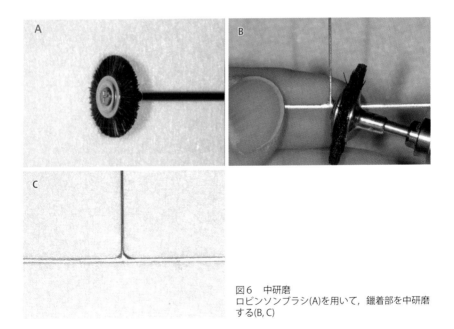

図6　中研磨
ロビンソンブラシ(A)を用いて，鑞着部を中研磨する(B, C)

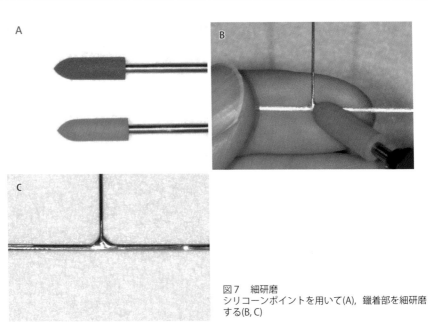

図7　細研磨
シリコーンポイントを用いて(A)，鑞着部を細研磨
する(B, C)

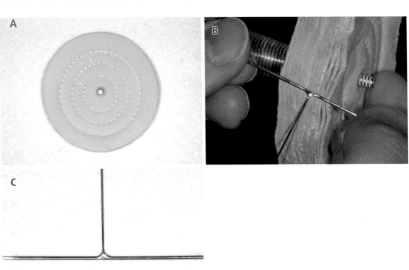

図8　仕上げ研磨
歯科用レーズ，バフおよび艶出し研磨材を用いて(A)，
鑞着部を仕上げ研磨する(B, C)

装着中に黒ずんだりして, 審美性が劣る.

6)細研磨

シリコーンポイントと技工用マイクロモーター（低回転）を用いて, 鑞着部を細研磨する. 細研磨では, まず大きい粒径, ついで小さい粒径のシリコーンポイントを用いる（図7）.

7)仕上げ研磨

歯科用レーズ, バフおよび艶出し研磨材を用いて, 鑞着部を仕上げ研磨する（図8）. 鑞着部は平滑で光沢を得ることが可能になる.

8)完成

最後に, 圧痕や傷がワイヤーやバンドにないことを確認する. 圧痕や傷は研磨して, 修復する. その後, スチーマーを用いて, 汚れを落とし, 完成する.

技工用マイクロモーターを用いる研磨では, 鑞を小さくしたり, ワイヤーの直径を細くしたり, ワイヤーに傷を付けたり, バンドを薄くしたりしないように注意する.

日本歯科大学新潟生命歯学部
遠藤敏哉

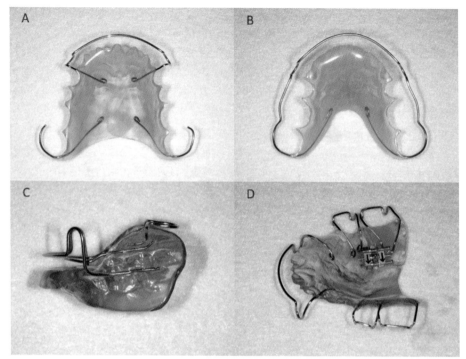

図1

(2)矯正装置のレジン床

保定装置，機能的矯正装置および床矯正装置はレジンが主要な構成要素である．金属だけで構成されている矯正装置に比べて，レジンが主要な構成である矯正装置は，容積が大きく，違和感も大きい（図1）．違和感を可及的に少なくするために，製作時にはレジン床の形態修正を含めた十分な研磨が必要である．

機能的矯正装置，床矯正装置および混合歯列期の保定装置は2年からそれ以上装着し，その間レジンを床部に添加したり削除したりして，調整する．矯正

装置装着中には，歯垢や歯石が付着し，不潔域が増加し，自浄作用が低下する（図2）．その結果，口臭，う蝕および歯周疾患を引き起こす．したがって，作製時だけでなく，調整時にも，レジン床の研磨が必要である．

矯正用レジンは常温重合型メチルメタクリレートレジンである．一般に，レジンの粉液を交互に振りかけて築盛して，レジン床を形成する．拡大ネジを埋入する場合には，餅状になる直前に埋入し，必要に応じて，振りかけ方や筆

図1　矯正装置とレジン
Hawleyタイプリテーナー(A)，Beggタイプリテーナー(B)，バイオネーター(C)，床矯正装置(D)はレジンが主要な構成要素である

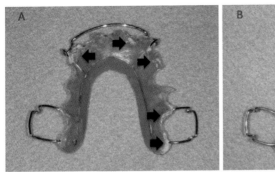
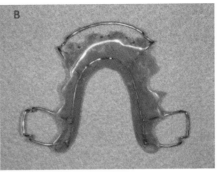

図2　矯正装置装着時の研磨の必要性
十分な研磨はレジン床に付着した歯垢や歯石(A, 矢印)を除去すると同時に，再付着しにくくする(B)

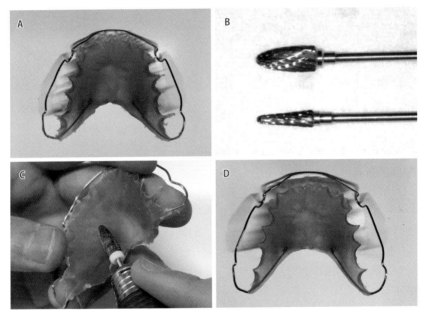

図3　形態修正
余剰なレジンを除去する前のレジン床である(A)．カーバイドバーを用いて(B)，余剰なレジンを除去し(C)，辺縁形態や厚みの修正を行う(D)

積法によりレジンを追加する．餅状になれば，手指でレジン床の厚みを調整したり，余剰部分をトリミングしたりして，形態を修正する．このような操作では，レジンの重合が不十分になり，気泡がレジン床内に発生して，研磨による床部の審美性獲得に支障をきたす．レジン

を十分に重合し，気泡の発生を抑制し，透明性を向上させるために，歯科技工用加熱重合器を用いて，加圧重合する．レジン床の変形を防ぐために，加圧後は1日程度水中に放置する．
　レジン床の研磨時には，研磨工具を低速回転で用いて，過度な加圧を避け

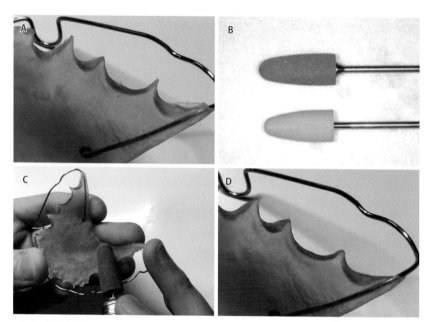

図4　粗研磨（1）
粗研磨前のレジン床である(A). ビッグシリコーンポイントを用いて(B)，レジン床を粗研磨する (C, D)

て，摩擦熱を発生させないように注意する. 摩擦熱により，レジンが溶解や軟化したり，変形したりして，研磨による審美性の獲得を困難にする.

　プレートタイプ（床矯正装置や保定装置）レジン床に対する研磨の基本的手技を記載する.

1）矯正装置の作業模型から掘り出し

　スチーマーを用いて，作業模型上に築盛したワックスを除去する. エバンス彫刻刀を用いて，矯正装置を模型から剥離する.

2）形態修正

　カーバイドバーと技工用マイクロモーター（低回転）を用いて，余剰なレジンを除去し，辺縁形態や厚みの修正を行う（図3）. レジン床の強度を損なうこと

なく，可及的に薄く，小さくする. レジン床にカーバイドバーの切削痕を可及的に残さないように注意する.

3）粗研磨

　ビッグシリコーンポイントと技工用マイクロモーター（低回転）を用いて，レジン床を粗研磨する（図4）. ついで，歯科用レーズ，ブラシおよび砂を用いて，レジン床の粗研磨を行う（図5）. 粗研磨では，形態を修正した際のカーバイドバーによる切削痕を除去する. 切削痕が残存していると，レジン床の透明性や光沢度が劣ったり，装着中に歯垢や歯石が沈着したりして，審美性や口腔衛生環境が低下する.

4）細研磨

　サンドペーパーを用いて，手指で細研

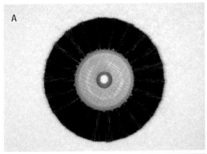

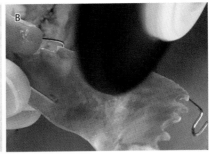

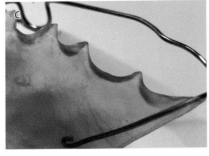

図5　粗研磨（2）
歯科用レーズ，ブラシおよび砂を用いて(A)，レジン床の粗研磨を行う(B, C)

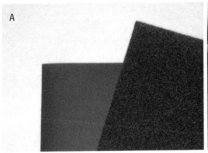

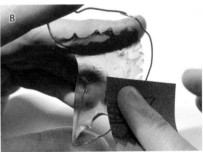

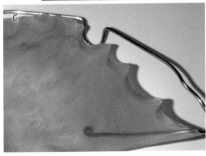

図6　細研磨
サンドペーパーを用いて(A)，手指で細研磨を行う(B, C)

磨を行う．細研磨では，まず大きい粒径，ついで小さい粒径のサンドペーパーを用いる（図6）．

5）仕上げ研磨

　歯科用レーズ，バフおよび艶出し研磨材を用いて，レジン床を仕上げ研磨す

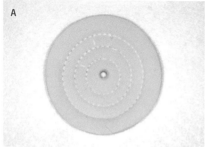
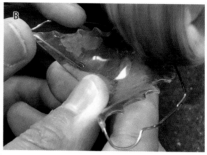
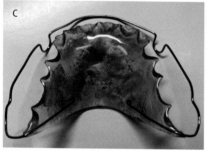

図7　仕上げ研磨（1）
歯科用レーズ，バフおよび艶出し研磨材を用いて
(A)，レジン床を仕上げ研磨する(B, C)

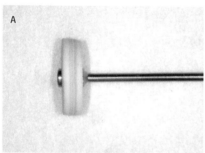
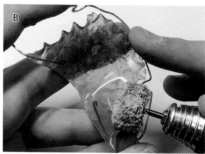
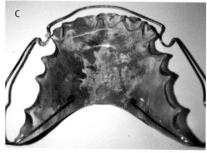

図8　仕上げ研磨（2）
バフ，艶出し研磨材を用いて(A)，レジン床の細部を
仕上げ研磨する(B, C)

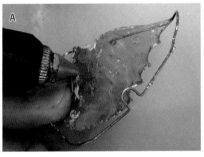
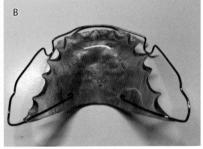

図9 完成
スチーマーを用いて(A), 汚れを落とし, 完成する(B)

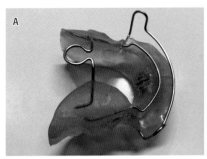
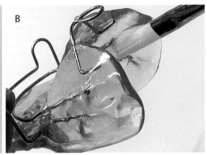
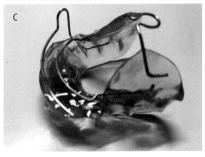

図10 ファンクショナルタイプレジン床の研磨
ファンクショナルタイプレジン床(A)では, 表面光沢剤を塗布し(B), 硬化させ, 完成する(C)

る（図7）. さらに, バフ, 艶出し研磨材および技工用マイクロモーター（低回転）を用いて, レジン床の細部を仕上げ研磨する（図8）.

6）完成

最後に, レジン床が滑沢, 透明および光沢であることを確認する. その後, スチーマーを用いて, 汚れを落とし, 完成する（図9）.

ファンクショナルタイプ（機能的矯正装置や保定装置）レジン床の研磨は, プレートタイプレジン床の工程①から④行った後に, 表面光沢剤を塗布し, 硬化させ, 完成する（図10）.

日本歯科大学新潟生命歯学部　遠藤敏哉

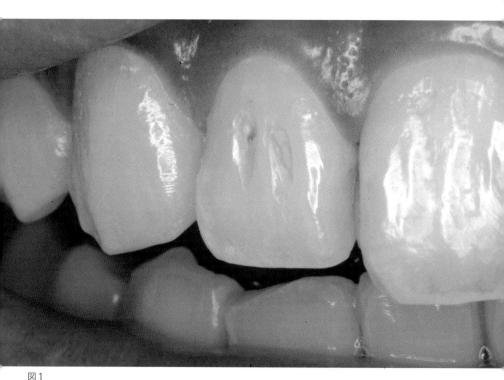

図1

(3)ブラケット除去後の歯面

1. ダイレクトボンディングのその後

　Buonocore[1]が創始者となった接着性レジンの活用は，保存修復・補綴分野だけではなく，矯正歯科分野においても始まった．以前は，金属製バンドをリン酸亜鉛セメント合着することによって矯正治療を行っていたが，ブラケットをエポキシレジンによって接着させるダイレクトボンディング[2]が検討され，現在では至極当たり前に広く活用されている．

　このダイレクトボンディングには，①MMA系，②コンポジットレジン系，③グラスアイオノマーセメント系の3種類の接着剤が用いられている．矯正治療の過程でブラケットを除去する際には，ブラケットリムーバーなどの専用器具を使用するが，その先端部の形態は効果的にブラケットを除去可能なように嘴状や刃先状などに工夫がなされている．しかし，除去したブラケット内面に接着剤がすべて付着せずに，エナメル質表層に残置してしまう事例も多く遭遇する．

2. 接着剤残置の場合は

　図1は，前歯部の審美不良を主訴として来院された方の，初診時の口腔内写真である．動的矯正治療が終了して歯列が

図1　褐線状に接着剤が残置している

キレイになったにも関わらず，歯の色が…，とお嘆きであった．初めに諸検査を行うが，ダイレクトボンディング用接着剤も歯冠色類似の場合が多く，視診のみでは残置程度を完全に把握することは困難であり，表層の凹凸状態を探針などによって注意深く触診する．

凸状に接着剤が隆起している場合は，超微粒子ダイヤモンドポイントあるいはホワイトポイント（図2）によって，表層エナメル質を傷付けないように留意しつつ，等高移行的に調整を行う．

仕上げに関しては，残念ながらダイレ

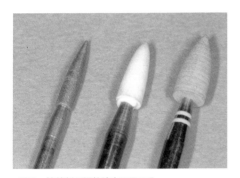

図2　接着剤の調整除去に用いる

クトボンディング用接着剤除去に特化した器具はない．通常は，コンポジットレジン用の製品，または余剰セメント除去をも謳っている製品などを準用する場合が多い（図3）．これらのポイント類には，微粒子ダイヤモンドやアルミナなどの砥粒が配合されている（図4）．

また，一連の形態修正～粗研磨～仕上げがシステム化されたコンポジットレジン修復用研磨キット（図5）も市販されているので，活用により容易に研磨が可能となる．

いずれも，製品によって使用時の注水・非注水の製造者指示があるので，留意されたい．ダイレクトボンディング用接着剤，特にフィラーを含有しないタイプの製品は摩擦熱に対して脆弱であり，研磨時の発熱を避けるためにも使用回転数の準拠と，使用時の水冷または空冷による冷却，そしてフェザータッチが重要である（図6）．

3. 歯の実質欠損を生じている場合は

一方，ブラケットリムーバーなどの使

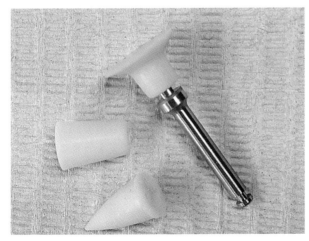

図3　種々の形態を有する研磨用ポイント

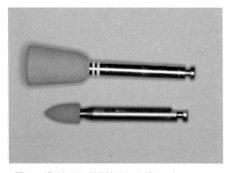

図4　ダイヤモンド微粒子入りポイント

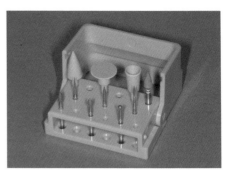

図5　コンポジットレジン研磨キット

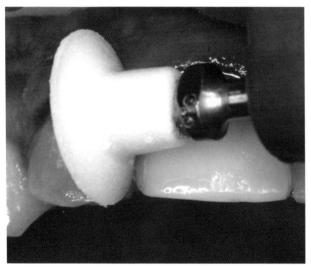

図6　フェザータッチを遵守する
研磨

用によって，エナメル質表層が一部剥離
をしている場合もある．その際には，歯
質を切削する軽微な歯冠形態修正を含ん
だ最終研磨，またはコンポジットレジン
修復を行う必要性が生じてしまうため，
事前に「健全歯質の切削」あるいは「修復
操作」に関してインフォームドコンセン
トを得ておく必要がある．

　さらに，以前から矯正治療中のう蝕原
性菌活性に基づくカリエスリスク増加も
問題とされており[3]，ブラケット除去後
に不幸にもう蝕を併発していた場合には，

コンポジットレジン修復などによるう蝕
治療を行う必要性がある．

4. 臨床上の留意点

　ダイレクトボンディング用接着剤の
残置が発見されるのは，動的矯正治療直
後・リテーナー装着という時期が考えら
れ，患歯の動揺もあり得る．したがって，
実際に残置した接着剤を研磨する際には，
施術時のレストや回転切削時の振動の伝
搬などに留意して実施をする．終了時に
は患者満足度の高い結果が得られる（図
7）．

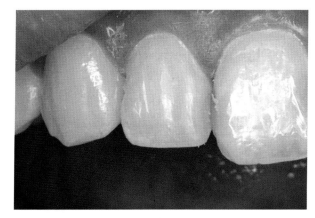

図7　研磨後の歯面

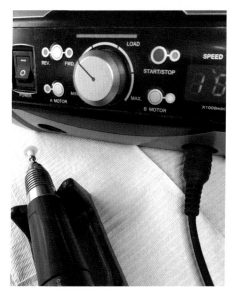

図8　マイクロモーターによる事前確認

5. Tips

　ちなみに，新しく購入したポイント類
の至適回転数については，あらかじめ技
工用マイクロモーターなどで確認してお
くことをお奨めする（図8）．新規に購入
したポイントなどは，事前に試しにレジ
ンなどを研磨してみて，回転数と仕上が
りの感触を確かめておくことは決して無
駄ではない．歯科製品には必ず「添付文
書」が同封されている．薄くて目立ちに
くい書類ではあるが，そこには使用上の
禁忌・禁止事項や使用方法が明記されて
おり，必ず一度は目を通すべきである．
しかし，一般的に製造者による回転数指
定は，どちらかというとポイント自体の
最高許容回転数であり，研磨に常用すべ
き回転数よりも遥かに高い数値となって
いることに注意いただきたい．

日本歯科大学生命歯学部　　柵木寿男

参考文献
1) Buonocore MG：A simple method of increasing
 the adhesion of acrylic filling materials to
 enamel surfaces, J Dent Res, 34：849-853,
 1955.
2) Newman GV：Epoxy adhesives for orthodontic
 attachments: Progress report, Am J Ortho,
 51：901-912, 1965.
3) Batoni G, Pardini M : Effect of removable
 orthodontic appliances on oral colonization
 by Mutans Streptococci in children, Eur J Oral
 Sci, 109：388-392, 2001.

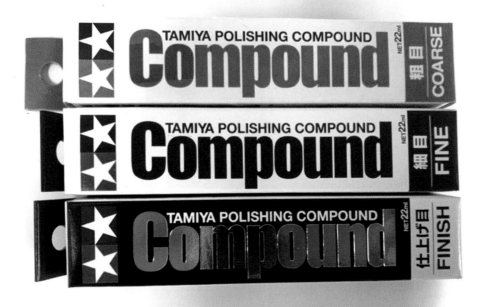

図1

コラム4　床矯正装置の仕上げ研磨と
メインテナンスについて

1.床矯正装置の仕上げ研磨

　有床義歯の常温重合レジンに比べ，矯正装置に用いるものは柔らかく，装置自体も薄く作成するため，仕上げ研磨が難しい．また，クラスプや弾線などの細い線材に熱をかけたくない反面，機能的矯正装置のように形態が複雑で，エンジンでの研磨が困難な場合もある．そこで，筆者が用いている簡便な方法について紹介をする．

　1）レジン重合後の概形の研磨は通法通りスタンプバーで行う．スタンプバーでできた大きな傷についてはビックポイ

ントなどで整えておく．

　2）バーが届かない箇所，クラスプに近い部分の研磨を耐水ペーパーで行ったのち，本来であればルージュで艶出しを行うが，バフが金属と接触するとレジンに金属色が付き汚損する場合があること，バイオネーターなどの舌側部分の様にバーが届かないところが十分に研磨できないため，プラモデル用のコンパウンド（図1）を粗目→細目→仕上げ目の順になめし革を用いて，革靴を磨く様に手で研磨を行う．極めて原始的だが，研磨時の熱の発生もなく，初心者向け

図1　研磨に用いるコンパウンドの例

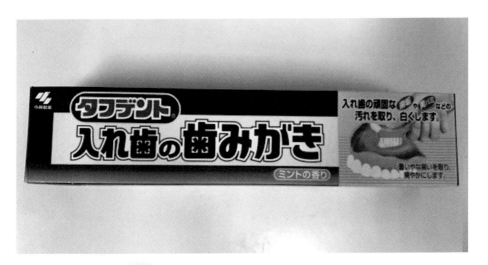

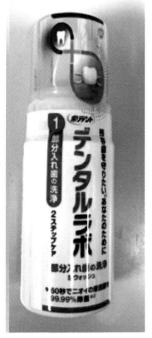

図2　ペーストタイプ，泡タイプの清掃剤の例

であること，コンパウンドには金属の研磨作用もあるので，クラスプの仕上げ研磨にも寄与する．また，指が届かないところは綿棒などを使って行えるので使い勝手が良い．コンパウンドには有機溶剤が含まれているので研磨後は直ちに水洗を行うことが肝要である．

2. 日常のメインテナンスについて

　以前は，床矯正装置の清掃に，週に一度程度の発泡型の装具洗浄剤を薦めることが多かったが，指示を守らずに熱湯を用いて変形をきたしたり，毎日洗浄剤を用いることによる，ろう着部の劣化，破損などを経験した．最近では装置の清掃，消毒にペーストや泡タイプの入れ歯の清掃剤（図2）を用い，1日1回1分程度で終わらせるよう伝えている．仕上げ研磨も，日頃の手入れも力を入れて真面目に取り組み過ぎるとかえって装置に負担がかかるため，適度な力と時間で行うことが大切である．

琉球大学　　片岡恵一

5. メインテナンス時の研磨

メインテナンス時の研磨
　　酒井 麻里／昭和大学歯科病院歯科衛生室

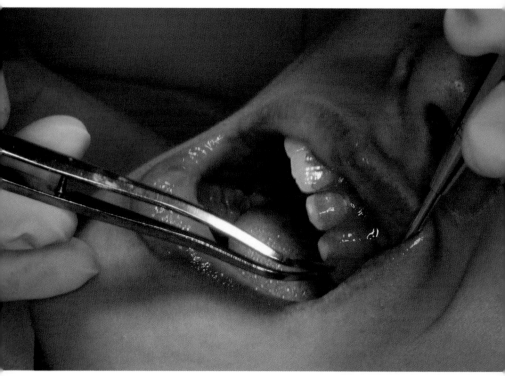

図1

メインテナンス時の研磨

1.メインテナンスとは

メインテナンスは，再評価検査で治癒と判定された患者に対して，再発を防止するために行う管理のことを言う．目的は，歯周病再発の予防，新たな歯周病発症部位の早期発見，良好な歯周組織環境の長期にわたる維持である[1]．つまり，治療を終了した患者が，長期的に健康な口腔を維持し，一生涯健康に過ごすために行われる口腔の健康管理と言える．

その内容は多岐にわたり，前回の受診後から来院時までに変化がないか，全身状態や生活習慣の確認，モチベーションが維持されているか，また適切なセルフケアが行われているかの確認，必要に応じてブラッシングの再指導や生活習慣の指導も行う．そして，口腔の状況により，スケーリング・ルートプレーニングやプロフェッショナルケアによるプラーク除去で炎症等の原因因子の排除を行うとともに，フッ化物塗布などによ

図1　プラークの染め出し（参考文献4より引用）

表1　歯面研磨とPMTCの違い

歯面研磨	PMTC
・審美的な目的であり，医学的理由はない ・歯面の滑沢化 ・ステインの除去 ・頻繁に行うと弊害が生じる可能性がある	・審美的な概念を含まない ・キーリスク部位のリスクを取り除く ・歯肉縁上および歯肉縁下1-3mmのプラークおよびバイオフィルムの除去まで行う ・フッ化物含有ペーストを使用する ・う蝕，歯周病の予防

る歯質の強化で，より良好な口腔衛生環境を提供する．また，収集した各種の検査情報や行われた治療などからリコール間隔を決定する．

　Langらの研究より，プラークコントロールの間隔が３日以上開くと歯周組織の健康は維持できない．したがって，メインテナンスや予防のためにPMTCを数カ月に１回行っても，それ自体の効果はあまりないと思われる．しかし，Axelssonらの研究では，PMTCを含むプラークコントロールプログラムによる３０年間の成果が確認されている．メインテナンス時のPMTCの効果は，患者に対するモチベーションであると考えられ，最も重要なのは，患者自身による日々行われるプラークコントロールの水準である．

　つまりメインテナンスは，一旦改善した歯周組織の健康状態を維持するのに必須であるが，単にリコールと対処療法を行っただけでは歯周病の予防効果はあまり期待できない．もちろん早期発見も重要ではあるが，それよりもブラッシング指導やモチベーションの維持，強化がもっとも重要となる．リコールの中で動機づけ，口腔衛生指導を繰り返し行

い続けることが予防に繋がる重要な要因である．

　今回は，メインテナンス時に必要な研磨の知識および方法について紹介する．

2. 歯面研磨とPMTCの違い（表1）

　歯面研磨とPMTCの違いを表1に示す．

　歯面研磨の原則は，審美的な問題として外来性沈着物を除去することにある．色素沈着物には病原性がないため，これを除去することは治療上の処置ではなく，審美的な問題を解決するための処置とみなされる．つまり，歯面研磨は審美的な目的で行われるのであって，医学的理由はない．むしろ頻繁に行えば，弊害が生じる可能性があり，行うのならば選択的に行うべきであるということになる．しかしながら，歯面研磨を行い，審美性を向上させることで，口腔衛生への関心が高まり，健康な状態を維持するためのモチベーションにもつながると考えられる．

　対して，PMTCは歯科医療従事者（日本では歯科衛生士，歯科医師）によって行われる歯科医療サービスで，すべての歯面，特にキーリスク歯面のプラークを選択的に除去することと定義される．歯肉縁下１～３mmまでのプラークを機

表2　PMTCの基本的な手順

①プラークの染め出し（図1）	セルフケアではコントロールしにくい，う蝕や歯肉炎になりやすいキーリスク部位の確認および把握のために行う．同時にセルフケアの指導も行う．染め出しの際は歯間空隙にそっと綿球を押し当てるように塗布する．
②フッ化物配合歯面研磨材の注入（図2）	歯頸部および歯間部に研磨材を注入する．
③歯間の清掃（図3.4）	EVAコントラアングルハンドピースとEVAチップを使用し，歯間部の清掃を行う．歯間隣接面もデンタルテープで清掃する．
④頬舌側面,咬合面の清掃（図5.6）	回転式プロフィコントラアングルハンドピースとラバーカップが頬舌側面の清掃に推奨される．歯肉縁下1～2mmまでのプラークの除去が可能である．咬合面はブラシを使用し，萌出途中の大臼歯の裂溝のプラーク除去には先端の尖ったブラシを使用する．
⑤口腔内の洗浄（歯周ポケットの洗浄）	歯肉溝に残留しているペーストの除去を行う．
⑥フッ化物の塗布	二次う蝕や知覚過敏,根面う蝕の予防として，フッ化物を塗布して終了する．

械的に操作するインスツルメントとフッ化物含有プロフィーペーストを用いて除去する．この処置は歯肉縁上プラークコントロールと歯肉縁下1～3mmのプラークコントロールであると言える．以上のことから，PMTCは審美的な概念を含まないこと，患者の"キーリスク部位"のリスクを取り除くこと，歯肉縁上ばかりでなく歯肉縁下1～3mmのプラーク除去まで行うこと，フッ化物含有プロフィーペーストを使用することなどがポイントとしてあげられる．効率的な予防効果をあげるために，デンタルプラーク，

炎症のある歯肉，歯周ポケット，初期う蝕病変をターゲットとしている．深い歯周ポケットのプラークは別途インスツルメンテーションで取り除かなければならない．

3. メインテナンス時の研磨

　前述から，メインテナンス時の研磨は，患者の口腔内の状態（歯周組織はもちろん，補綴物の状態や咬合の確認）や，生活習慣，全身状態などから判断し，選択的に行う必要がある．

　着色除去の方法としては，一般的に専用のコントラアングルハンドピースに

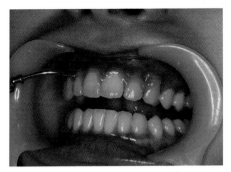

図2　フッ化物配合歯面研磨材の注入[※4]

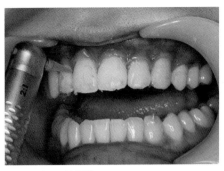

図3　歯間の清掃[※4]

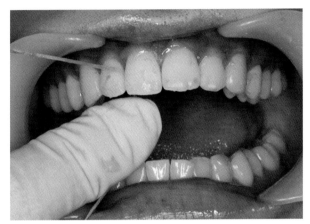

図4　歯間の清掃[※4]

ブラシ，ラバーカップ，チップなどを装着し，歯面研磨材を使用して機械的歯面清掃を行う方法や，パウダー（アミノ酸酸や糖アルコール）と水とエアーを噴射する歯面清掃用装置などの機械的な方法とホワイトニングなど化学的な方法がある．今回は研磨に関わるPMTCと歯面清掃用装置について紹介する．

1）ＰＭＴＣの基本的な手順

　ＰＭＴＣの基本的な手順を，表2に示す（図1〜6）．

　徹底的なPMTCの後は再び歯面を染め出し，すべての歯面がプラークフリーとなっているか確認する．また，

PMTCを行った後，石灰化プラークが残っている場合には，補足的にスケーリングを行う．最適なプラークコントロールのためには口腔衛生とPMTCに加えてスケーリングが必要である．歯石が最も重要なプラークリテンションファクターとなるためである．

2）歯面清掃装置による着色物の除去

　歯面清掃装置を用いた着色物の除去について表3に示す（図7〜9）．

　以上の1）2）は，基本的なPMTCの手順と歯面清掃用装置の使用方法であるが，最適なメインテナンスを提供する

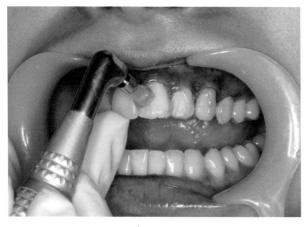

図5　頬舌側面, 咬合面の清掃[参4)]

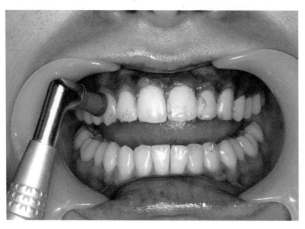

図6　頬舌側面, 咬合面の清掃[参4)]

表3　歯面清掃装置による着色物の除去

①着色，プラーク，歯石等の付着状況の確認	ＰＭＴＣ同様，セルフケアではコントロールしにくいキーリスク部位を患者に理解してもらうために必要に応じてプラークを染め出す．
②歯面清掃装置による着色除去（図7～9）	着色の状況により，適したパウダーを選択する．
③歯石除去	
④仕上げ	仕上げ用研磨ペーストで歯面にナノレベルのリン酸カルシウム製剤を供給する．デンタルフロスを使用し，歯間部にも作用させる．その後,低濃度のフッ化物ジェルを使用すると再石灰化を促進しやすい．

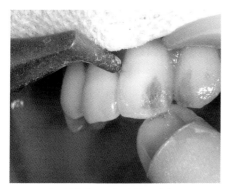

図7　歯面清掃装置による着色の除去

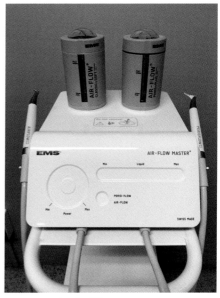

図8　歯面清掃装置[参4]

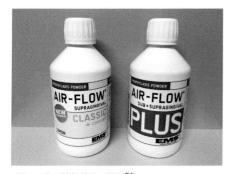

図9　歯面清掃装置用粉材[参4]

ためには，毎回同様の施術を行うのではなく，患者の状況に合わせて，方法や手順，生活指導等を選択し実施する．また，補綴物や修復物，インプラントが入っている場合には，メインテナンス時に研磨することによりダメージを与える可能性が高いため，清掃については注意が必要である．

昭和大学歯科病院歯科衛生室
酒井麻里

参考文献
1）日本歯周病学会編：歯周治療の指針2015，74，医歯薬出版，東京，2016．
2）野村正子：認定歯科衛生士にとってのP.M.T.C.，日歯周誌，51（3）：279-282，2015．
3）Per Axelsson：本当のPMTC その意味と価値，株式会社オーラルケア，東京，2009．
4）日本歯科審美学会編：歯科審美学，43-45，141-142，永末書店，京都，2019．
5）内山茂，波多野映子：新PMTC　予防・メインテナンス・SPTのためのプロケアテクニック，46，医歯薬出版，東京，2016．
6）加藤正治：エナメル質・象牙質・補綴物のプロフェッショナルケア　歯面研磨から歯面修復へのパラダイムシフト，クインテッセンス出版，東京，2010．

6. インプラント研磨

インプラント治療に関わる研磨

山瀬　勝／日本歯科大学附属病院総合診療科

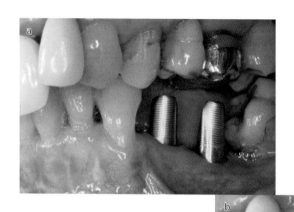

図1

インプラント治療に関わる研磨

インプラント治療において，チェアサイドでの研磨は通常の補綴装置と同様に考えればよい（図1）．一般的にインプラント上部構造は使用期間が長期にわたり，表面性状に変化が生じる可能性が高くなるため，その場合の対応を考えておく必要がある．またインプラントの補綴装置は軟組織に接触する面積が大きいことも特徴の一つであり，この部分の表面性状を維持するために研磨は重要である（図2）．

1. プロビジョナルレストレーションの研磨

前歯部の症例においてはインプラント体レベルの印象採得を行い，ダイレクト構造のプロビジョナルを製作することが多い．このプロビジョナルを使用して歯肉形態を改変していくこともあるが，歯肉縁下でレジンが歯肉に接触するため，炎症の原因となりやすい．（図3）．したがって十分研磨を行い，来院毎に術者による清掃を行って適切な表面性状を維持する

図1　咬合調整後は材料の種類に応じた研磨を行って装着する（a：アバットメント装着，b：セメント固定式上部構造装着）

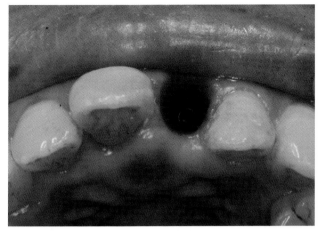

図2　インプラント体のプラットフォームは歯肉縁下にあるため，広範囲でアバットメントあるいは上部構造が歯肉と接触する

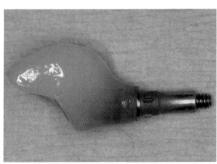

図3　理想的な歯肉形態とするため，プロビジョナルには天然歯とは異なるエマージェンスプロファイルを与える

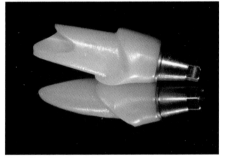

図4　ジルコニア製カスタムアバットメント
歯肉縁下で広範囲で歯肉に接触するため，この部位を十分に研磨する必要がある

ことが望まれる.

2. アバットメントの研磨

　長期間人工物が軟組織に接触する部位であるため，最も注意するべき部分である．歯肉縁下で炎症が継続するとインプラント周囲炎を惹起する可能性があるため，表面性状を適切な状態に保つことは重要である．ジルコニア，チタン，コバルトクロムなどが用いられ，特にカスタムタイプにおいては，歯肉縁下部が広範囲で歯肉と接触するため，この部分の研磨状態は非常に重要である（図4）．ラボサイドで適切に研磨を行った後，その状態を長期間にわたり維持することが求められる.

3. 上部構造の研磨

　インプラント支持型固定性補綴装置に付与すべき咬合様式には，エビデンスに基づいた明確な基準は存在しない[1]．天然歯の調整と区別する必要はないと言われているが，どのような方法をとる場合でも咬合調整後の研磨は必須である．使用する材料に合わせて適切なポイント・バーを選択することで，効率よく形態修正，咬合調整および研磨を行うことができる（図5）.

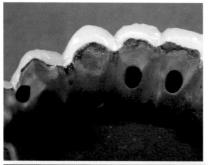

a：陶材築盛後

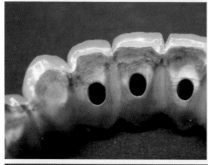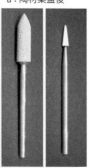

b：カーボランダムポイントおよび
ホワイトポイントによる形態修正

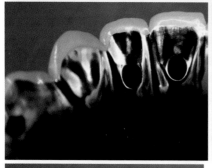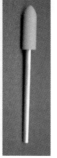

c：シリコーンポイントによる中研磨

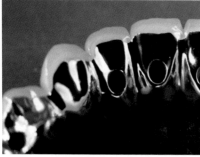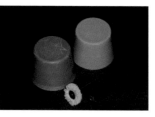

d：研磨材による艶出
し研磨

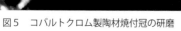

図5　コバルトクロム製陶材焼付冠の研磨

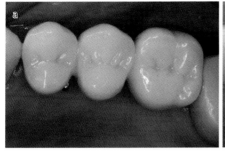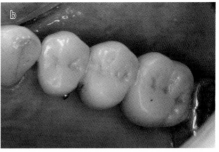

図6　長期間の使用による表面性状の変化（a：装着直後，b：装着3年後）

4. メインテナンス時の研磨

　インプラント治療が長期的に良好な状態を維持するためには，定期的なメインテナンスが重要な役割を果たす．上部構造装着後のトラブルにはスクリューの緩みやセメントの溶解，前装部の破折などが報告されている[2]．前装材料の劣化も発生頻度は高く，着色，変色，表面の粗造化などが認められる（図6）．これらを早期に発見するためにもメインテナンスは欠かせない．併せて咬合状態の確認も大切であり，咬合の変化により残存歯の咬合と不調和が生じている場合，適宜咬合調整・研磨を行う必要がある．またフッ化物によるチタンの化学的腐食が問題とされているが，歯磨剤を使用しない場合でもブラッシングの機械的刺激によるチタン表面の摩耗が報告されているため，表面性状の変化には十分な注意が必要である[3,4]．表面性状に関するトラブルは研磨で解決できる場合が少なくなく，特にスクリュー固定式上部構造であれば，一度除去して口腔外での調整・研磨が容易である．セメント固定式上部構造であっても仮着を選択している症例であれば，除去して再研磨を行うことで表面性状の回復が可能である．

5. まとめ

　メインテナンスの観点からインプラント補綴装置には，スクリュー固定式上部構造を選択する機会が多い．必要に応じて上部構造を除去することができるため，研磨をやり直すだけでなく，経年的に変化する口腔内状況に対処しやすい．長期的にインプラント治療を成功させるためには，術者可撤式の利点を最大限に活用し，適切な形態，表面性状を付与することが望まれる．

日本歯科大学生命歯学部　山瀬　勝

参考文献
1）近藤尚知, 尾澤昌悟, 澤瀬　隆, 他：下顎大臼歯欠損に対しインプラント支持固定性補綴装置による治療介入時に付与すべき咬合様式, 日補綴会誌, 8: 1-9, 2016.
2）日本口腔インプラント学会・日本歯周病学会インプラントのメインテナンスに関する学会見解, https://www.shika-implant.org/publication/dl/opinion_201805.pdf
3）友竹偉則, 他：歯磨剤に配合された顆粒成分のインプラント周囲溝への侵入性の調査, 日口腔インプラント誌, 31：309-319, 2018.
4）相田　潤, 他：フッ化物配合歯磨剤はチタン製インプラント利用者のインプラント周囲炎のリスクとなるか：文献レビュー, 口腔衛生会誌, 66：308-315, 2016.

7. その他の症例

スポーツ用マウスガード（マウスピース）
中島 一憲／東京歯科大学口腔健康科学講座
スポーツ歯学研究室

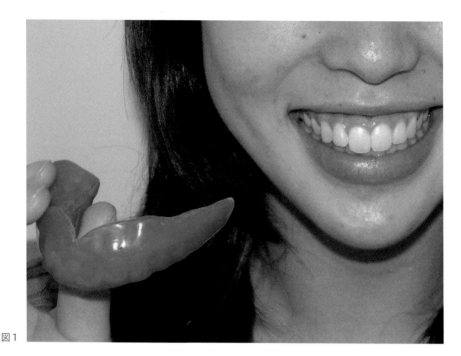

図1

スポーツ用マウスガード （マウスピース）

マウスガード（図1）と言えば，先般開催されたラグビーワールドカップ2019日本大会で，屈強なラガーマンたちがマウスガードを装着し勇猛果敢なプレーを披露してくれたシーンは記憶に新しい．これは顎口腔領域のスポーツ外傷を予防するために選手が口腔内に装着する装置であるが，口腔内だけでなく顎関節の保護や脳震盪，頸椎損傷も予防することができると期待されている．

マウスガードの製作で使用される材料は，熱可塑性エラストマーと言われる弾性樹脂素材を用いるのが一般的である．

これはプラスチックなど高分子化合物の一種で，具体的にはポリエチレンとポリ酢酸ビニルの共重合体であるEVA（Ethylene Vinyl Acetate：エチレン酢酸ビニル）樹脂やポリエチレンとエチレンプロピレンゴムの共重合体であるポリオレフィン樹脂が該当する．これらの樹脂素材は，円形や角形のシート状で提供され，加熱吸引形成器や加熱加圧形成器などを用いて模型上にサーモフォーミングし製作するのが一般的である．マウスガードの一般的な形状や製作法に関しては，日本スポーツ歯科医学会のホー

図1　顎口腔系のスポーツ外傷を予防するマウスガード

表1　現在市販されている主要な軟性樹脂用研磨材

	用途	商品名	種類	取扱会社
ポイント	形態修正	グラインディングキャップ	大 / 中 / 小	ドレープ
	形態修正	エム・ワイ・ポリツシャー	ハイグレード ピック / S/ ミニ	ヨシオカ
	形態修正	エム・ワイ・ポリツシャー	マゼンタピック #240	ヨシオカ
	形態修正 / 研磨	ウレタンピッグ		山八歯材
ホイール	形態修正	ウルトラトリム	ヘビー / ミディアム / ライト	ドレープ
	形態修正 / 研磨	リスコS		エルコデント
	形態修正 / 研磨	リスコ ID		エルコデント
	形態修正 / 研磨	エム・ワイ・ポリッシャー	ソフトホイール #240 ～ #3000	ヨシオカ
	仕上げ研磨	リスコ	ファイン，ミディアム，コアース	エルコデント
	仕上げ研磨	エム・ワイ・ポリッシャー	ホーミーホイール オレンジ #3000	ヨシオカ
	仕上げ研磨	マウスガードホイール		山八歯材
溶剤	表面滑沢仕上げ	フィニッシングリキッド		ドレープ
	表面滑沢仕上げ	マウスガードフィニシャー		山八歯材
シート	仕上げ艶出し	スーパーシート		デンタルエイド
	仕上げ艶出し	FG シート		エルコデント

ムページにその詳細が報告されている[1]ので参照してほしい．なお，これらの軟性樹脂素材を応用して製作される口腔内装置としては，マウスガード以外にも，ブラキシズム用ナイトガード，ホワイトニング用マウストレー，矯正用リテーナー，3DS（Dental Drug Delivery System）用ドラッグリテーナー，閉塞性睡眠時無呼吸用OA（Oral Appliance）などが挙げられる．今回紹介する研磨法はこれらの装置に応用することも可能であるものと考える．

　さて，一般にマウスガードや義歯の軟性裏装材のような軟性材料は，回転切削器具による機械的研磨作業が非常に難しいと言われている．これは，研磨作業の工程で発生する熱によって素材そのものが変質したり，「毛羽立ち」や「ささくれ」などが起きやすいためである．すなわち，従来の歯科材料で用いられてきた研磨方法では十分な光沢は得られないことを示している．しかし，マウスガードは十分に研磨することによりその機能性，審美性，装着感，清掃性などの向上が期待できる．研磨作業とは，対象物表面の凹凸を段階を経て徐々に小さくし，滑沢な面を得るのが目的となる．このために使用されるツールは粒子の粗いものから細かいものへ粒度を変え，さらに表面に対し縦横斜めあらゆる方向

図2　新品のEVA材表面の弱拡大像（×15）

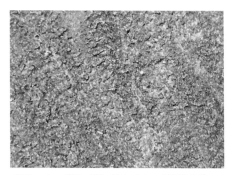

図3　カーボランダムポイントにて形態修正後（×15）

図4　マゼンダビッグにて粗研磨後（×15）

図5　ウレタンビッグにて粗研磨後（×15）

ヘツールを通すことにより表面の光沢が得やすくなる工夫も重要となる.

　現在，軟性樹脂の研磨材としては①ウレタン系などのポイント類，②海綿状ホイール，③艶出し用溶剤，④加熱＋シリコンシート圧接などがあげられる.表1に現在市販されている主要な各種研磨材とその用途を示す.

　サーモフォーミングが終了した後，マウスガード材を外形線に沿ってカットする．その後，咬合面については咬合調整を行う．サーモフォーミング直後のマウスガード表面は，光沢があるため研磨作業が必要ない場合が多い．15倍の拡大像を図2に示す（表面性状の差がわかりやすいように，すべて黒色のマウスガー

ド材を使用した）．すなわち，研磨作業が必要な部位はマウスガードの辺縁の形態修正を行った部分と咬合面の咬合調整を行った部分についてであり，できるだけ削合・調整面積を小さくした方が研磨作業を簡略化できる．軟性樹脂用カーバイドバー（松風キャプチャカーバHPなど）やカーボランダムポイントを用いた咬合調整や形態修正直後のマウスガード表面は粗造であり，まったく艶がなくなっている（図3）.

　この後，徐々に研磨材の粒度を小さくしていき（図4〜6），作業を進める．海綿状ホイールを用いた仕上げ研磨（図7）まで進むと，表面に残る細かな傷は肉眼では確認しにくくなるが，まだこの

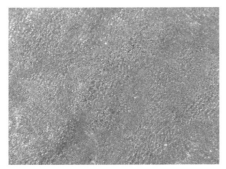

図6　シリコンポイントにて中研磨後（×15）

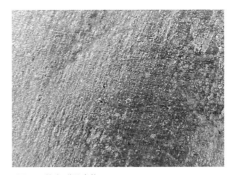

図7　仕上げ研磨後

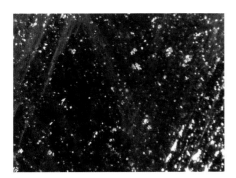

図8　艶出し用溶剤塗布後（×15）

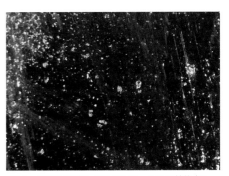

図9　表面を加熱しシリコンシートを圧接後（×15）

時点では艶が出るほどの滑沢さは得られない．最後に溶剤やシリコンシートを用いた最終研磨を行うが，これらは研磨する部位によって使い分けると良い．具体的には，細かく狭い部位を研磨する場合には，綿棒やガーゼなどに艶出し用溶剤を染み込ませ塗布する（図8）が，比較的広い面を研磨する場合にはトーチで軽く熱した直後にシリコンシートを圧接する方法（図9）が良い．どちらもかなり滑沢な研磨面が得られ，術前のマウスガードシートと比較してもほとんど遜色がない．

なお，溶剤を用いる研磨とトーチによる加熱を応用した研磨の双方とも，コントロールの90%近い滑沢面が得られる[2]．ただし，ポリオレフィン系の材料では艶出し用溶剤を用いてもその効果に乏しく，加熱＋シリコンシート圧接による研磨が有用である[3]．

東京歯科大学　　中島　一憲

文献
1) 一般社団法人 日本スポーツ歯科医学会： http://kokuhoken.net/jasd/
2) 前田芳信,町 博之,米畑有理ほか：マウスガードシートの研磨方法に関する評価,スポーツ歯学 3(1)：25-30, 2000.
3) 黒川勝英,高橋敏幸,三ツ山晃弘ほか：ポリオレフィン系マウスガード材に対する海綿状ホイール研磨と艶出し剤の効果,スポーツ歯学, 20(2)：99-100, 2017.

Ⅱ. 私の研磨失敗談

(1) 伊藤 修一／北海道医療大学歯学部総合教育学系
　　　　　　　　　　　　　　歯学教育開発学分野

(2) 英 將生／鶴見大学歯学部保存修復学講座

(3)(4) 遠藤 敏哉／日本歯科大学新潟生命歯学部歯科矯正学講座

(5) 亀山 敦史／松本歯科大学歯科保存学講座

(6)(7) 今田 裕也／(株)協和デンタルラボラトリー新松戸

(8) 柵木 寿男／日本歯科大学生命歯学部接着歯科学講座

(9) 三浦 賞子／明海大学歯学部機能保存回復学講座
　　　　　　　　　　　　　　歯科補綴学分野

(10) 山瀬 勝／日本歯科大学附属病院総合診療科

(11) 山田 和伸／(株)カスプデンタルサプライ／カナレテクニカルセンター

(12) 小泉 寛恭／日本大学歯学部歯科理工学講座

(13) 川口 智弘・馬場 浩乃／福岡歯科大学咬合修復学講座
　　　　　　　　　　　　　　有床義歯学分野

(14) 中島 一憲／東京歯科大学口腔健康科学講座スポーツ歯学研究室

(15) 天川 由美子／天川デンタルオフィス外苑前

(16) 南 弘之／鹿児島大学 大学院医歯学総合研究科 咬合機能
　　　　　　　　　　　　　　補綴学分野

(17) 二瓶 智太郎／神奈川歯科大学大学院歯学研究科
　　　　　　　口腔科学講座クリニカル・バイオマテリアル学分野

(18) 滝沢 琢也・井出 幹哉・陸 誠／(株)コアデンタルラボ横浜

(19) 清水 雄一郎／Shimizu Dental Clinic

(20) 酒井 麻里／昭和大学歯科病院歯科衛生室

（1）従来型グラスアイオノマー
セメントの研磨後の失敗

　レジン添加型および従来型グラスアイオノマーセメントは，粉液タイプのものが多くあり，練和の注意が必要である．気泡を巻き込む危険性がある．填塞する際も，操作時間が限られており，流動性があるうちに，充填を完了しないと死腔を作る可能性があり，研磨の際，これらが，出現することがある．これは，着色の原因となったり，2次う蝕の原因となったりすることがある．

　また，コンポジットレジンと比較してグラスアイオノマーセメントは，形態修正・研磨では，細心の注意が必要である．従来型では，感水を防止するために，バーニッシュ塗布が必須であるが，レジン添加型でも，充填直後の形態修正は，その後の表面安定性を獲得するために，最小限に留める必要がある．

　筆者の従来型グラスアイオノマーセメントの研磨後の失敗例を示す．填塞後，バーニッシュ塗布を行い，注水下，超微粒子ダイヤモンドポイントにて必要最小限の形態修正を行った．次回来院時に最終研磨を行った．その際，一部分が白濁しており，研磨を行うと，修復物の脱落が観察された．従来型グラスアイオノマーセメントは，抗う蝕性などを期待して，根面う蝕などの処置に用いられることが多くある程度の湿潤状態の窩洞でも，接着強さが担保されることが知られている．本症例でも，以上の理由から，従来型グラスアイオノマーセメントによる修復を選択したが，湿潤状態が，うまくコントロールできなくなったため，感水し，研磨時の白濁や脱落を引き起こしたと考えられる．湿潤状態でも，接着するという過信が引き起こした失敗例である．

北海道医療大学　　　伊藤修一

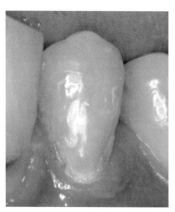

図1　従来型グラスアイオノマーセメントを歯頸部に填塞した．形態修正は最小限にとどめた

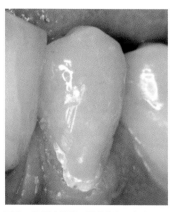

図2　次回来院時に研磨を行ったところ白濁し近心部がかけてきた

(2) 急いだ研磨

上顎左側犬歯楔状欠損のコンポジットレジン修復を例に示す．通法に従い，欠損表面を一層削除してから接着処理し，コンポジットレジンを充填した．その後，形態修正し，コンポマスターで研磨を行った．研磨中に研磨不十分な部分を確認した（図1）．さらに研磨を必要とする部分は2カ所あった．

1つは歯質（図1白矢印）と光沢が異なっている修復部分（図1黄矢印）．もう1つは修復物と歯質の光沢が移行的になっていない修復物と歯質間のステップ部分であった（図1黒矢印）．

この2カ所を改善すべく，研磨を進めることとした．修復物の研磨傷を除去し光沢を出すことを意識しながら，ステップの除去も試みて，コンポマスターを使用し研磨を行った．修正部を確認しながら研磨したが，ステップは除去できず，新たなステップが出現してしまった（図2赤矢印）．加えて，ステップを除去しようと回転速度を上げ，研磨圧も強くしたため，コンポマスターが摩滅し剥片がステップに迷入してしまった．また，歯肉縁の修復物の形態修正，研磨にディスクを使用したため，辺縁歯肉には切創をつくってしまった（図2青矢印）．このような失敗を避けるには，ステップや大きな研磨傷が確認された場合，他の歯科材料と同様に横着せず形態修正に戻ってから再度研磨を行うべきである．結果的に時間のロスも少ない．回転速度，研磨圧にも注意を払うべきである．また，このステップが充填不足によるものであった場合には，より厄介なことになるため，充填後は細部にわたって確認をすることが重要である．辺縁歯肉の切創に関しては，まず形態修正が不要となるよう正確に充填することが第一である．形態修正が必要となってしまった場合は，ディスクでもカーバイドバーでもマージン部をよく観察し，誤動作が無いよう注意深く，形態修正，研磨しなければならない．

適切な研磨器具を正しい順序，使用方法で正確に操作すれば，今回の失敗は避けられたであろう．

鶴見大学　　英　將生

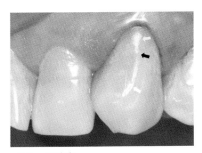

図1　研磨中

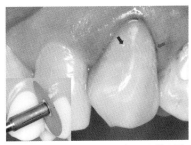

図2　研磨後（左下今回のディスク使用例）

（3）補助弾線の破損

１．ワイヤーの破損

ほとんどすべての矯正装置では，ワイヤーの屈曲が必要不可欠である．屈曲は，プライヤーでワイヤーを保持し，手指で行う．プライヤーでの把持によって，ワイヤーに圧痕や傷を付けることがある．

舌側弧線装置では，ストレートな矯正用ワイヤー（直径0.5mm）を主線（直径0.9mm）に自在鑞着した後に，屈曲し，補助弾線の形状にする．鑞着部に近接した補助弾線の鋭角な屈曲は比較的難しく，屈曲時にワイヤーを傷つけた場合には屈曲部でワイヤーが破損しやすい．単式弾線や指様弾線では鋭角なワイヤーの屈曲を必要としないが，複式弾線では鑞着部に近接した位置で鋭角にワイヤーを

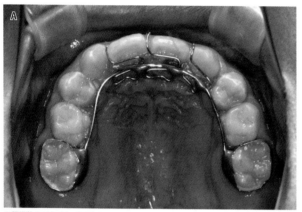

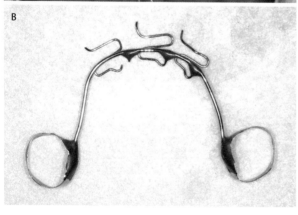

図1　複式弾線の破損
舌側弧線装置では，鑞着部に近接した複式弾線の屈曲（A）が比較的難しく，屈曲時にワイヤーを傷つけた場合には屈曲部でワイヤーが破損し易い(B)

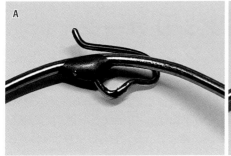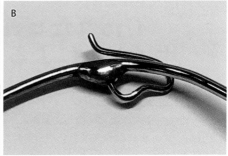

図2　矯正用ワイヤーの傷を修復する研磨
鑞着部付近での補助弾線の損傷(A)を研磨で回復した(B)

屈曲する(図1).

　鑞着部や矯正用ワイヤーの研磨時には,
技工用マイクロモーターで,ワイヤーの
直径を細くしたり,傷を付けたりする
ことがある.

　　ワイヤーの圧痕と傷は,矯正装置の
破損の原因になる.破損した場合には,
ワイヤーの再鑞着や矯正装置の再製を行
う.矯正装置の再製は治療期間を長期
化する.そこで,ワイヤーを研磨して,
圧痕や傷を修復する必要がある.

　　ワイヤーの傷を修復する研磨を記載す
る(図2).中研磨のレベルから研磨を
開始する.

①中研磨

　　ロビンソンブラシを用いて,ワイヤー
の損傷部を中研磨する.

②細研磨

　　シリコーンポイントを用いて,損傷部
を細研磨する.

③仕上げ研磨

　　歯科用レーズ,バフおよび艶出し研磨
材を用いて,鑞着部を仕上げ研磨する.
損傷部研磨の完成度は,明視野下での
光が乱反射していないこと,あるいは
手指による触診で確認する.

④完成

　　最後にスチーマーを用いて,汚れを落
として,完成する.

日本歯科大学新潟生命歯学部
遠藤敏哉

(4)汚れたビッグシリコーン ポイントによるレジン床の研磨

　機能的矯正装置であるアクチバトールやバイオネーターでは，歯槽性の移動のために，誘導面や咬合面部のレジンを削除する．矯正歯科治療中は，閉口させ咬み込ませるために，歯がレジン床に強く接触し，歯の圧痕が形成される．咬合斜面板，咬合挙上板およびスライディングプレートなどの床矯正装置も咬み込ませて使用するので，レジン床に歯の圧痕が付く．

　セクショナルブラケット装置を用いて治療した混合歯列期の上顎切歯部叢生では，保定として，BeggタイプやHawleyタイプリテーナーが用いられる．混合歯列期の上顎狭窄歯列には床拡大装置が用いられる．これらの矯正装置では側方歯群の交換にあわせてレジン床の削除や添加を行う．

　機能的矯正装置，床矯正装置および保定装置のレジン床は形態が複雑である．さらに，装着期間が2年以上の長期に及び，調整でレジン床は変化する．

　したがって，このような矯正装置のレジン床は常に研磨が必要であり，滑沢，透明および光沢を維持する必要がある．研磨が不十分な場合には，歯垢や歯石がレジン床に付着する．

　レジン床における研磨の成否の鍵は，ビッグシリコーンポイントを用いた粗研磨が握っている．ビッグシリコーンポイントは低速回転で使用し，摩擦熱の発生を抑制する．過度な摩擦熱はレジン床を溶かしたり，軟化したりして，変形させる．研磨は間歇的に行い，研磨部の冷却に注意する．ビッグシリコーンポイントが消耗し，把持部の金属が露出した状態での研磨は，レジン床を損傷する．不適切な形態や汚れたビッグシリコーンポイントの使用は避ける（図1A）．このようなビッグシリコーンポイントを高速回転で使用した場合には，レジン床が溶けて，ポイントの汚れた砥粒がレジン床内に残留する．その結果，レジン床は黒くなり，透明性と滑沢性が失われ，粗研磨以降の研磨にも影響を及ぼし，研磨は失敗する（図1B）．研磨が失敗した場合には，新しいビッグシリコーンポイントを低速回転で用いて，粗研磨から再研磨するのが得策である（図1C）．

日本歯科大学新潟生命歯学部
遠藤敏哉

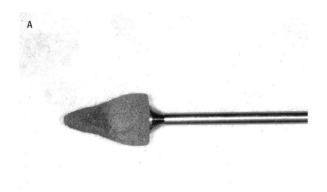

A

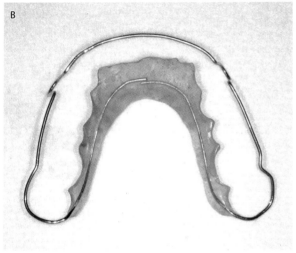

B

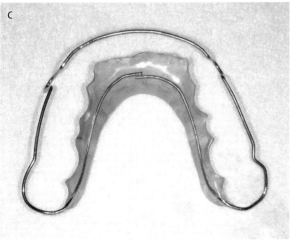

C

図1 研磨の失敗
不適切な形態や汚れたビッグシリコ
ーンポイント(A)を高速回転で使用
した場合には，レジン床が黒くなり
(B)，再研磨が必要である(C)

(5) 滅菌してもらったら…

　私は2019年3月，長年お世話になった東京歯科大学千葉歯科医療センターを退職し，4月から松本歯科大学に赴任した．幸いなことに，私に与えられた歯科用ユニットは東歯大千葉の保存科時代と同じ機種であった．しかしながら，大学病院の勝手はまるで違い，目の前には自分が使いたいものがあるとも限らない（当たり前であるが）．私が専門としてきたコンポジットレジン修復を行いたくても，ラバーダム，バー・ポイント類，接着システム，コンポジットレジン，研磨器具など，私がルーティーンで使っていたものは全然ない．『弘法筆を選ばず』とは言うが，私は弘法大師ではない．特に，私はテニス部だった学生時代から人一倍，道具（ラケット，ガット，シューズなど）にはこだわってきたタイプの人間である（6年生になっても，オールデンタルには愛用のガット張り機を持ち込み，自分でガット張りをしていたほどである）．やはり使い慣れた道具でないと，なんとなく仕事をした気がしない．

　仕方がないので，歯科衛生士さんに無理を言って，私が個人的に持っていた色々な器具を個別に滅菌しもらえないかとお願いしてみた．ありがたいことに，歯科衛生士さんはイヤな顔ひとつせずに，私の持っていた器具・道具を受け取り，滅菌にかけてくれた．すると…

　図1は滅菌前，図2は滅菌後の状態である．シリコーンポイントはほぼ被害がないことがわかるが，左側のブラシ類は毛先がちぎれて開いてしまっている．もったいないので使おうとしても，フットコントローラーを踏んだ瞬間に毛が周囲に飛び散って，まったく使い物にならなくなってしまった．東歯大時代はあまり何も考えずに，ただ指定された場所に使用器材を片付けていただけだったので，滅菌後の器材がオートクレーブ滅菌だったのかEOG滅菌だったのかなどあまり意識していなかったのだが，新規導入器材を滅菌する場合には，スタッフにきちんとその方法を伝えておく必要性を痛感した．

松本歯科大学　　亀山敦史

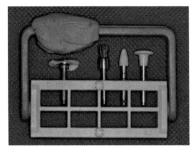

図1　滅菌前

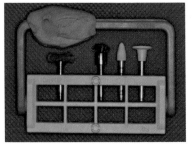

図2　滅菌後

(6) レジン系(ハイブリッド)の研磨

　ハイブリッドレジンの研磨は，レジン系素材の中でも特に術者の経験とコツが必要になってくる作業だと感じる．機械的性質の向上を目的とした技工材料であるため，レジンマトリックスと超微粒子フィラーという硬度の異なる素材が混合されており，研磨には苦労する点もあるだろう．最終研磨の仕上がりに関与する要素として，重合後の低重合層と，フィラー含有量の多さがある．

　重合後の低重合層に関しては，光重合タイプのレジンでは重合時，大気中の酸素がモノマーのラジカル重合を阻害することで最終重合後のレジン表面に0.02mmの低重合層が残ってしまう．エアバリアーペーストで酸素の遮断や，加熱重合による重合促進によって低重合層の軽減をはかることが可能だが，重合後一層取り除く必要がある．マージン付近のレジンは，プラークの付きにくい研磨をすることが重要であるが，低重合層を考慮すると，多少レジンを厚く盛っ

て最終重合を行わないと，低重合層を削りとる過程でレジン厚みが薄くなる恐れや，低重合層の除去不足になる危険性がある．形態修正の時間短縮のため最終形態に沿ったレジン築盛は必要であるが，重合時のレジンの特性を知った上で作業を進めることが重要である．

　次にフィラー含有量の多さであるが，硬質レジンの研磨であれば難なく光沢がでたが，ハイブリッドレジンではそれに比べ光りにくい．最終研磨前までは双方同じような面であっても，最終的に光り方に差が出てしまう理由として，フィラーの存在が考えられる．フィラーの含有量の多さは，従来の硬質レジンのポリッシュ研磨では効果が薄くなるため，時間をかけても光沢が出にくい．研磨力の高いダイヤモンド配合のポリッシュ研磨剤を選択すると良いだろう．

（株）協和デンタル　　今田裕也

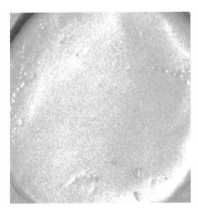

図1 硬質レジンで使用するポリッシュ剤で研磨後

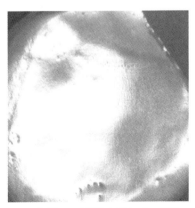

図2 ダイヤモンド配合のポリッシュ剤で研磨後，短時間で艶が出る

（7）常温重合レジン（プロビジョナルレストレーション）の研磨

　常温重合レジンの研磨は，摩擦熱の影響を考慮することが重要である．摩擦熱の発生要因として研磨時の回転速度と研磨圧があげられる．メタル，陶材，ジルコニアと比較してレジンは硬度，耐摩耗性が低く，研磨材料の研磨力がそれほど必要ない．短時間で研磨を終えられることは，作業時間の短縮につながり，操作性の点からも臨床に適した材料と言えるが，過度の摩擦熱により変形の恐れがあるため，使用する研磨工具（バー，ポイント，ブラシ，研磨剤）の目的を理解し，研磨場所に適した回転速度，研磨圧で行う必要がある．

　カーバイドバーのように，形状が刃物のようになっている工具は切削能力が高く，レジンなどの伸び率の高い素材に対しては，切りながら削合していくため，目詰まりがしにくく効果的である．傷が残りやすい事も考慮すると，目の細かいカーバイドバーを使用すると良い．ただし，切削能力の高さから，研磨圧は弱めにしておかないと形態の過調整につながるので注意が必要である．

　カーボランダムポイントの場合，表面性状を整える程度の弱い研磨圧であれば問題ないが，強く押し付けて研磨することで，削られたレジンが摩擦熱の影響でカーボランダムポイントの表面に付着し，表面の切れ刃を覆ってしまい，著しく研削能力が低下する．そのまま押し続けてた場合，研削されない状態で摩擦熱が発生し，レジンの変形と焼付きが起こる．これはシリコンポイントでも同様である．研磨圧を抑え，同じ箇所の連続した使用をせず，冷ましながら研磨を行うのが望ましい．

　調整箇所がある場合はどうしても同じ場所に意識が行ってしまうが，冷却をしながら研磨を心がけ，ポイントをタッピングで当ててみる事や，研磨の方向を頻繁に変える，湿式で行うなども有効である．

（株）協和デンタル　　今田裕也

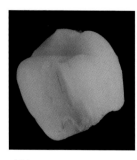

図1

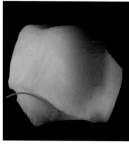

図2

図1　シリコンポイントの圧による焼付き（マージン付近）

図2　摩擦熱によるマージン部の変形

(8) レジンにワセリン？

1.決してレジンに用いてはいけない

　ご紹介したいのはワセリンとラバーカップを用いて，コンポジットレジン修復後の仕上げ研磨を行うという手法である．

　いつ習ったのか定かではないが，学生時分に自慢気に行っている先生を見た．

　他大学出身の同年代の先生方と話した際にも同様の昔話があったので，決して日本歯科大学歯学部だけの話ではないと思う．実際に平成時代に参加した卒後研修コースで，他大学御出身の年配の先生が行われているのを見ることができた．

　いわば歯科界の都市伝説かもしれないが，今となっては「?」という感じである．

　ここからは些か筆者の推論なのだが，先生方は「マジックマージンテクニック[1]」を覚えておいでだろうか？　金合金修復物の辺縁擦り合わせによる平滑化のことであり，ホワイトポイント等とワセリンを用いるとされている．これをコンポジットレジン修復に拡大解釈か，誤認したのではないだろうかと睨んでいる．

2.実際に行うと…

　その結果はというと，ツヤツヤとして中華料理を食べた直後の唇のようである．使用直後・アルコール清拭後を写真に示す（図1，2）．確かに直後のツヤは認めるが，清拭することによって元の木阿弥である．やはり，油分を塗っただけというのが関の山ではないか．

　この手法は古めの成書，アクリリックレジン修復を説明している1960年代の教科書にも掲載されていない．近いのは，酸化亜鉛グリセリン泥とラバーカップで研磨するという具合である．正しくエビデンスに基づくというのは大切なのだと実感させられる．

日本歯科大学生命歯学部　　　柵木寿男

文献
1)補綴に強くなる本, インターナショナルデンタルアカデミー編, クインテッセンス出版, 東京, 第5版, 1985.

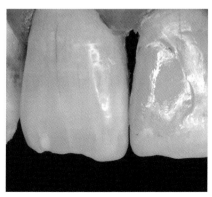

図1　ワセリン仕上げ

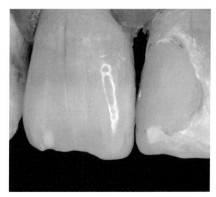

図2　ワセリン除去後

(9) ジルコニアインレー 形成時の注意点

1．ジルコニアインレーについて

　オールセラミックスによる金属を使用しない審美修復の需要が高まっている．オールセラミックスによるインレーの材料といえばこれまでは，長石質陶材による耐火模型法やニケイ酸リチウムガラスセラミックスを使用して射出成形法により製作することが主流であった．しかしながら近年，高透光性ジルコニアの出現によってジルコニアを用いて歯科用CAD/CAMシステムによりインレーを製作するケースが増加している．高透光性ジルコニアは，長石質陶材やニケイ酸リチウムガラスセラミックスと比較して審美性がやや劣るが，高強度であるため咬合力の強い患者にも適応可能である．さらに，色調がグラデーションを有するマルチレイヤータイプや透過性の高いジルコニアで対応することにより，その欠点は改善されつつある．

2．ジルコニアインレーの試適・調整時に生じた破折

　上顎左側第一小臼歯のMOD窩洞に対し，歯科用CAD/CAMシステムにてジルコニアインレーを製作した．口腔内にて試適および咬合調整終了後に模型に戻したところ，インレーの近心・口蓋側辺縁部に破折がみられた（図1）．口腔内への試適・調整前には破折はみられなかったため，試適時または調整時に破折が起きたと考えられた．修復物の厚みを確保する必要があると判断し，近心隣接面部の再形成を行い，隣在歯とのスペースを確保後，インレーの再製作を行い装着した（図2）．

　ジルコニアは高強度・高靱性であるため，他のセラミックスよりも修復物を薄くすることが可能であるが，メタルインレーのような削除量の場合，修復材料の厚み不足が生じ，形態修正時や咬合調整時，あるいは支台歯から取り外す

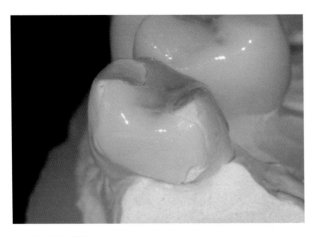

図1　ジルコニアインレーの辺縁部の破折
ジルコニアディスクKZR-CAD Zr SHT-A2使用

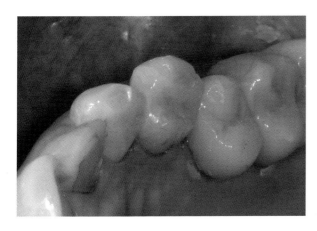

図2　再製作後に装着したジルコニアインレー
リライエックスアルティメットレジンセメント　トランスルーセント使用

際に，破折やチッピングが起こる可能性がある．修復物の破折を防ぐためには，用途に合った形成用ダイヤモンドポイントおよび研削・研磨用ポイントの選択が必要であるとともに，材料の厚みが確保可能な窩洞形成を行うことが重要である．高透光性ジルコニアは，透光性は高いが強度は従来型ジルコニアよりも劣るため，辺縁部などの修復物が薄くなる部分は，亀裂や破折などを避けるために，隣在歯との接触が完全に分離されるまで歯質削除を行い[1]，修復物の厚みが十分に確保できる窩洞形成を行う必要がある．これらの操作を適切に行った上で，支台歯およびインレー内面への確実な接着操作を行うことが，成功に導くポイントになると考えられる．ジルコニアインレーはブリッジの支台装置としても適用可能であるため，臨床応用はさらに拡大していくものと考えられる．

明海大学　　三浦賞子

文献
1) Ahlers MO, Mörig G, Blunck U, Hajtó J：Pröbster L, Frankenberger R:Guidelines for the preparation of CAD/CAM ceramic inlays and partial crowns, Int J Comput Dent, 12: 309-325, 2009.

（10）インプラント周囲粘膜の
炎症の原因は？

　インプラント治療においては，インプラント周囲炎やインプラント体の喪失といった不可逆性のトラブルを最も警戒しなければならない．私自身それを十分理解した上で，生物学的トラブルの発生を防止するために定期的なメインテナンスを継続してきたが，それにも関わらず炎症の原因を見逃してしまった症例を供覧したい．

【症例】患者は65歳の女性で，下顎臼歯部欠損による咀嚼不全を主訴として来院した．インプラント義歯での補綴を行うこととし，セメント固定式上部構造を装着した．上部構造を装着後1年経過時点で問題がなかったため，その後は半年毎のメインテナンスを継続していたが，6年を経過してからインプラント周囲組織の炎症が始まった．その後は1カ月ごとにアバットメント周囲のポリッシングやイリゲーションを行い経過観察していたが，あまり症状は改善しなかったため4カ月後にゴールドアバットメント除去

したところ，アバットメント周囲にいくつかの傷を確認した（図1，2）．もともとあまりセルフケアが上手ではないため，術者もメインテナンス時にしっかりプラークや歯石を除去しようとする意識が強くなり，このような傷をつけてしまったものと思われる．アバットメントの材質による影響[1]もあると考えられるが，ラボサイドで再度研磨を行い，再装着したところインプラント周囲組織の炎症は消退した．

　頻繁にアバットメントの着脱を行うことの是非は考慮する必要はあるが，インプラント周囲炎予防のためにはアバットメントの表面性状の影響も考慮する必要があるだろう．

日本歯科大学　山瀬　勝

文献
1）飯田吉郎：インプラント上部構造歯肉貫通部のプラークリテンティブファクターについて考える，日口腔インプラント誌，30：245-251，2017．

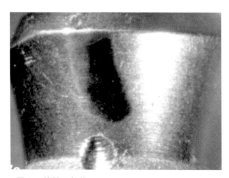

図1　装着1年後

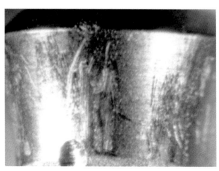

図2　装着6年後

（11）ジルコニア研磨作業時の失敗

　本文でも述べたが，ジルコニアは硬度や曲げ強度が高いといってもあくまでセラミックスであり，いわゆる一般的なセラミックスの欠点であるもろさ（脆性）を併せもつ．部分的に過度な熱衝撃を与えた場合はクラックが発生する．

　図1はノンエッジテクニック（タングステンカーバイドフィッシャーを使用して焼き付け用のポーセレン臼歯の小窩裂溝をリアルに再現する）を，焼結後のジルコニアクラウンに適用した例である．マテリアルスペースにあまり余裕のない箇所に対して，不用意に強く押しあてて深い溝を再現しようとした結果，裂溝に沿ってクラックが発生した．

　図2に示すように，表層にとどまらずクラウン内面に達していることが分か

る．ポーセレンは再加熱で溶融状態をコントロールして歯冠形状を崩さずクラックを修正できるが，ジルコニアはシンタリング温度や，一般的なシンタリングファーネスの限界（1,600℃程度）まで再加熱したとても，クラックを修正することはできない．ゆえに裂溝の再現は，マテリアルの強度が保証される範囲で行う．

　現状ではジルコニアのクラックについては我々術者が材料特性を理解し，適切な器具・使用法を遵守することが重要である．

（株）カスプデンタルサプライ
山田和伸

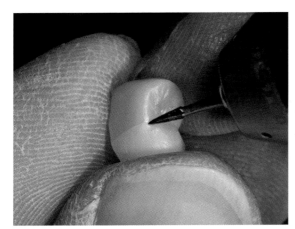

図1　ノンエッジテクニックを用いて裂溝の再現をしている

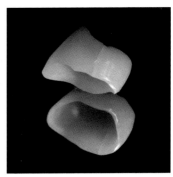

図2　裂溝の延長線上でクラウンの厚みが薄くなる箇所にクラックが発生した

（12）レジン前装冠研磨の留意点

レジン前装冠は，外観に触れる部分を前装用コンポジットレジンで，支台歯に適合する部分を金属製のフレームで製作する修復物である．レジン前装冠の仕上げ研磨をする際には，金属とレジンの接合部は，双方の物性が異なるため，注意が必要である．

1. 金属フレームに適切な接着操作を行わずにコンポジットレジンを前装した場合

金属フレームに前装を行う前に，アルミナブラスト処理および金属接着プライマーを塗布する．この適切な接着操作を行わない場合，研磨時にコンポジットレジンの辺縁の破折や，破折後の間隙に研磨屑が付着する可能性がある（図1）．

この間隙の汚れは，中性洗剤と歯ブラシにて除去することが可能であるが，口腔内装着後の色素侵入や金属－コンポジットレジン間の接着失敗の原因となることがある．

2. 金属フレームに適切な接着操作を行い前装した場合

金属フレームに，アルミナブラスト処理を行い，金属に適した金属接着性プライマーを使用することが肝要である．金属フレームに貴金属合金を使用する場合には，硫黄化合物を含有したプライマー，非貴金属合金を使用する場合には，リン酸エステル系モノマーであるMDPを含有したプライマーが有効である[1]．

適切な接着操作を行ったレジン前装冠の金属－コンポジットレジン間には破折は認められず，研磨屑の付着も認められない（図2）．良好な予後が期待される．

日本大学　　小泉寛恭

文献
1) Ogino T, Koizumi H, Furuchi M, et al.: Effect of a metal priming agent on wear resistance of gold alloy-indirect composite joint, Dental Materials Journal, 26(2): 201-208, 2007.

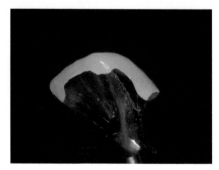

図1　失敗例
金属フレームに適切な接着処理を行わず研磨を終了した，レジン前装冠金属－コンポジット間に微細な破折と研磨屑による汚れが認められる

図2　金属フレームに適切な接着操作を行い研磨終了したレジン前装冠
金属－コンポジット間に破折や研磨屑は認められない

(13) カーバイドバーで高速切削してしまったシリコーン系軟質リライン材の表面

全部床義歯装着患者にシリコーン系軟質リライン材を用いてリラインした場合でも，著しい顎堤吸収によって顎堤粘膜が薄い状態では疼痛を生じる場合がある．シリコーン系軟質リライン材の義歯調整時には，カーバイドバーやカーボランダムポイントなどの器具では，表面を削除・研磨しようとしてもリライン材に弾性があるため，削除・研磨は非常に困難である．削除できないからといって，無理に高速回転にして強い圧で切削すると削除面は粗造になってしまう．図1はシリコーン系軟質リライン材に対してカーバイドバーを用いて30,000 rpmで削除した表面である．その結果，義歯床粘膜面に対して調整すべき削除量も得られず，表面は高速回転の切削熱によって白く変色し粗造になってしまった．最悪の場合は，カーバイドバーの刃にシリコーンが絡まりリライン材が剥がれてしまうこともあるだろう．

そこで，シリコーン系軟質リライン材の各メーカーから調整用ポイントやホイールを開発しているので，専用のポイントとホイールを使用して削除・研磨を行う必要がある．その際，形態修正用ポイントを用いて義歯床粘膜面の必要なリリーフ量を削除した後，仕上げ用ホイールなどで削除面を滑らかに研磨する．本症例では，酸化アルミニウムを砥粒とした形態修正用ポイントを用いて15,000 rpmで削除した後，仕上げ用ポイントおよびナイロンホイールを用いて5,000 rpmで研磨を行った．研磨した後は，図2のように滑らかな表面にすることができた．

また義歯の適合試験を行う場合は，シリコーンタイプの適合試験材を用いると，シリコーン系軟質リライン材と接着してしまうトラブルが発生するので注意する．一度接着してしまうと，適合試験材のみ剥離するのは不可能である．もしシリコーンタイプの適合試験材を用いる場合は，専用の分離材が開発されているので，全体に2～3回重ねて塗布する必要がある．

福岡歯科大学　　川口智弘　馬場浩乃

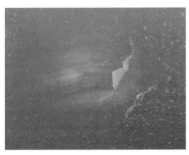

図1　カーバイドバーで高速切削したシリコーン系軟質リライン材の表面

図2　シリコーン系軟質リライン材専用のポイント類で研磨した表面

（14）スポーツ用マウスガード

　軟性樹脂素材は、歯科用材料の中でも取り扱いが非常に難しいことは前項で記載した通りである。特に、マウスガードの製作過程では加熱と軟化を繰り返すため、これに由来する失敗がほとんどで、筆者も以下に示す様々な失敗を繰り返し、その克服に苦慮したものである。

　そもそも吸引形成器や加圧形成器でサーモフォーミングをする際には、マウスガード材を至適な温度で加熱し均質に軟化しなければならず、このタイミングを誤るとその後の製作作業に大きな影響を及ぼすばかりか、適合不良などマウスガードの性能を棄損する恐れもある。サーモフォーミングの後にはマウスガードの外形調整や咬合調整を行う。特に咬合調整においては、マウスガード咬合面をトーチなどで何度も加熱し、対合歯の圧痕を付け余剰部を削合する作業を繰り返す。EVAなどの軟性樹脂材料は可燃性であるため、トーチによる加熱温が高すぎるとマウスガード表面に「焦げ」を生ずる（図1）。一度生じた焦げは材料内部まで影響を及ぼすため、形態修正や研磨ではカバーしきれず、再製作を余儀なくされることも多い。軟性樹脂材料の「焦げ」を避けるためのツールとしてはヒーティングガンやホットブローなどを推奨する。これらはトーチとは違い先端から温風を出し対象を加熱・軟化させるため、炎による「焦げ」の発生を防ぐことができる。

　また、マウスガード表面を加熱後、十分に温度が下がる前に素手で触ると「指紋」が残ることがある（図2）。これについては表面を再度研磨することでカバーすることはできるが、作業中は常にグローブを装着し、特に研磨後はできるだけ素手で触らないように心がける必要がある。発熱はマウスガードの変形に直結するため、外形調整時以外は作業模型上で操作するのが失敗を防ぐ有用な手段と言える。

東京歯科大学　　　中島　一憲

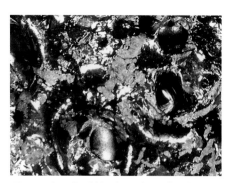

図1　マウスガード材の表面に生じた「焦げ」（×15）

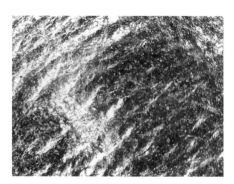

図2　マウスガード材の表面についた「指紋」（×15）

(15)最終仕上げは適切な圧で！

1. 研磨ステップ

プロビジョナルレストレーション研磨のポイントは，適切なバーやポイントを選択することである．そしてどの研磨もそうであるが，最初のステップである粗研磨や形態修正に時間を費やす．最終的な仕上げ研磨にかかる時間はほんのわずかである．

2. 艶出し

プロビジョナルレストレーションでは，最終仕上げの艶出しも重要である．通常チェアサイドではバフや研磨用ペーストを使用する．この際，バフの回転数が早すぎたり，圧が強くなりすぎた場合，研磨用ペーストがプロビジョナルレストレーションの表面に焼き付いてしまうことがある（図1）．この場合は，焼き付いた研磨用ペーストをビッグポイントなどで取り除き，適切な圧と回転数を下げた研磨で再度バフを用い修正する（図2）．

天川デンタルオフィス外苑前
天川由美子

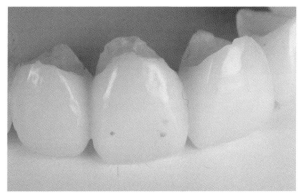

図1　失敗術前：プロビジョナルの表面に焼き付いた研磨用ペースト

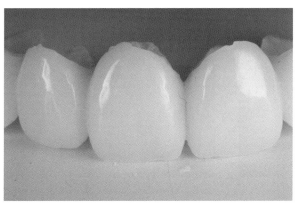

図2　失敗術後：再研磨後

(16)磨きすぎにご用心

金属研磨時に起こるアクシデントは，ほとんどが研磨のしすぎによるものであろう．カーボランダムポイントで研削して調整するとその条痕が残る．それを消してゆくのが研磨であるが，慣れないうちは条痕を消すことに夢中になりすぎて，過剰に研磨してしまいがちである．研磨とはいえ，表面を少しずつ削り落としていく操作なので，過剰にならないように注意する必要がある．

1. 隣接面コンタクトが緩くなった！

口腔内で隣接面コンタクトを調整し，緑のコンタクトゲージ（50μm）が入り，黄色のゲージ（110μm）は入らない状態とした（図1）．装着前に夢中で研磨し，ピカピカに仕上げて模型で確認すると黄色のゲージ（150μm）があっさり入る（図2）．このような場合には口腔内でも同じである．隣接面コンタクトが緩いと食片圧入を引き起こし，歯周病を惹起してしまう．対応としては，赤のゲージ（150μm）が入るほどでなければ，仮着可能な場合には仮着して経過をみる．赤のゲージが入る，もしくは仮着して食片圧入を認め

るようであれば，再印象採得して再製作する，または，緩くなった隣接面にロウを足す，のいずれかである．ロウを足す操作はそれほどの時間を要さないが，高温に晒すことによるマージン部分の変形の危険性がつきまとう．

2. 咬合しない！

研磨後，装着前に最終確認したところ，4点の接触点を与えて調整したはずの全部金属冠が1点しか接触しない．患者さんが過高感を訴えないのは当然である．咬合治療を行った患者さんだったので，諦めきれず，再印象採得・再製作を行った．ピカピカに研磨すると，咬合紙の印記がされにくいことがあり，落ち着いて再度診査することも必要がある．

研磨における失敗は，研磨のしすぎに起因していると思われる．冷静に必要十分な研磨にとどめる必要がある．また，コンタクト調整，咬合調整ともに，調整の段階で研磨を見越した範囲にとどめておくことも重要である．

鹿児島大学　南 弘之

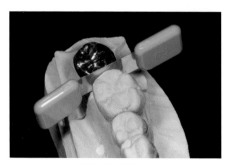

図1　緑のゲージが入る適正なコンタクト

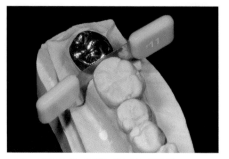

図2　黄色のゲージが入ると緩い可能性

(17)回転研磨具には注意を!

チタン合金による局部床義歯のクラスプ破損症例で,修理においてチタン合金を切断,形態修正しているときに,使用していたカーボランダムポイントが回転しながら破損した(図1 上:使用前,下:破損後).チタン合金は硬さがコバルトクロム合金よりも低いが,熱伝導率が低いため,研削効率も低い.使用していたカーボランダムポイントは,大きな粒子間をガラス状物質が埋め込まれており,砥粒をビトリファイド結合で固めたものである.結合剤は磁器質でありガラスに近い性質をもつため,衝撃や圧力を加え過ぎると急な温度変化が生じて,破損に至ったと考えられる.今回は口腔外で生じたことであるが,破損した砥粒などが飛散することから,アシスタントや術者自身,診療台のポジションにもよるが患者へ危険が生じるインシデントでもある.回転切削や研磨具の取り扱いには材質の特性,回転数や圧力には十分に配慮することを再認識したケースであった.

神奈川歯科大学 二瓶智太郎

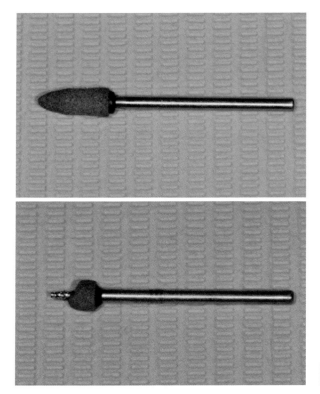

図1 カーボランダムポイントの破損(上:使用前 下:破損後)

(18)研磨時の発熱や不注意によるトラブル

セラミックスの研磨での大きな注意点としては，やはり研磨時の発熱による「クラック」や「破折」ではないだろうか．研磨用のバーやポイントの最大回転数は，10,000～15,000rpmとされているが，セラミック材料は発熱には脆弱であり，過度な回転数や研磨圧は局部的な発熱が起こるので厳禁である．また，これらのクラックを修正するための再焼成においても大きなクラックが入った場合，クラックが修正できない事があったり，再焼成により表面の細かな表面性状が失われたり，少し艶の方が出過ぎる状態（オーバーグレーズ）になる事もあるので注意が必要である．最後に，一連の研磨作業において，ブラシやホイールを使用時に，誤って補綴装置をひっかけ飛ばしてしまって破折やクラックを発生させてしまう事にも注意する事は，言うまでもない．

我々は日常臨床において，いろいろな材料を使い補綴装置を製作しているが，2005年に高強度，高靭性のジルコニアが国内において認可され，臼歯部ブリッジにも応用が可能となり，審美補綴の状況も大きく変化してきた．今後のデジタルデンティストリーにおけるクラウンブリッジの活用においては，材料の種類と加工方法による多種多様な組み合わせの中から，最新の情報の元，各材料の特性を十分に知り選択する必要が出てきている．また今後においても，様々な高強度セラミックスの開発や接着技術の発展が相まって，メタルフリーレストレーションはより多くの臨床に取り入れられるであろう．これらに伴った研削材，研磨材といった物が開発され，研磨，調整作業においても，新しい材料に合わせ新しい方法へと変化して行く．

上記のような補綴材料の変化への情報と同様に，研削材，研磨材といった所の新しい情報にも目を向けて行くことが，必要であろう．チェアーサイドで調整された後の研磨作業という事で，現実の臨床においては，患者を待たせて作業する事が多く，スピーディーな作業が求められるところであろう．何か一つでも読者の参考にしていただけるところがあれば幸いである．

（株）コアデンタルラボ横浜
滝沢　琢也・井出 幹哉・陸　　誠

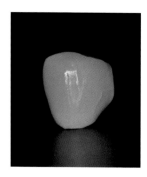

図1　チェアーサイドでの調整の際の熱により，クラックが発生してしまったセラモメタルクラウン（PFM）

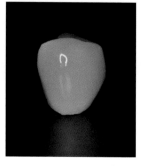

図2　再度焼成しクラックを修正し，完成されたセラモメタルクラウン（PFM）

(19) 過調整による
オープンマージンの出現

インレー形成は，アンダーカットを作らないよう慎重に行う．しかし，時としてバーの先端の傷など些細なアンダーカットを残すことがある．形成終了時に口腔内では気付かないが，模型上ではじめてわかる場合も多い．鋳造用ワックスは，形成面に小さなアンダーカットがあると石膏模型から引き抜く際に変形してしまう．その変形は，ゴールドと歯質の隙間となって存在し，研磨時に現れてくることがある．

1．口腔内での試適時は，マージン部のゴールドと歯質がフラットな状態が理想的だが，現実には難しい．口腔内での調整では，ゴールドが歯質より高く，ゴールドを削合し歯質の高さに合わていく方が，ゴールドが歯質より低く，歯質を削合して調整するより容易である．そのため，わずかなプラスゴールド（歯質よりゴールドの方が高い状態）で仕上げるよう歯科技工士をお願いすることが多い（図1）．

2．マージン部を研削していく過程で，セメントラインが目立ってくる場合がある．調整不足でセメントラインが目立っているのか，実際に隙間があって目立っているのかを見極めることが大切である．実際に隙間があると考えられる場合には，その時点で調整を止め，最終研磨に移行することでマージン部の開きを最小限に抑えることができる．しかし，このケースでは，マージン封鎖を追求しすぎた結果，ゴールドと歯質の隙間が逆に広がり，オープンマージンを残す結果となってしまった．

口腔内でゴールドを調整する際は，引き際が肝心である．過ぎたるは猶お及ばざるがごとし．多少のオープンマージンがあったとしても，たった今，目の前にある修復物においての最小マージンとなった時点で研磨を止める勇気が最良の結果につながる．

Shimizu Dental Clinic　　　清水 雄一郎

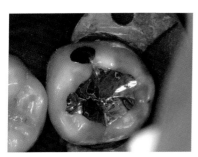

図1　試適時は，マージン部にわずかなプラスゴールドが認められる理想的な状態

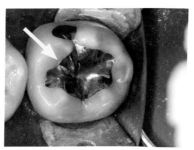

図2　ディスクによる研磨後 写真 矢印がオープンマージン

メインテナンスを充実させるには

メインテナンス時の研磨は、プロフェッショナルケアはもちろんだが、セルフケアにも注意しなければならない。

プロフェッショナルケアでは、歯面や補綴物などにできる限り侵襲を与えないように施術を行うが、それはセルフケアにおいても同様のことが言える。しかしながら、筆者は、セルフケアの方法として、歯磨材の使用について具体的に指導を行わずにプロフェッショナルケアのみを続けていたことがあった。もちろん意図的に指導を行わなかったのではなく、補綴物は他院で装着したものであり、口腔内の清掃状態も比較的良好であったため、気にすることなく、普段どおりのプロフェッショナルケアを行っていたのである。しかし、メインテナンスを重ねるうちに補綴物の光沢が失われていることに気付き、患者に訊ねると、自宅では美白系の歯磨材を使用していた、という顛末である。

傷がついてしまった補綴物はプラークやバイオフィルムの付着が強固となる。補綴物は歯面のように再石灰化しないことに加え、口腔内での研磨は困難であるため、基本的に研磨材を使用した処置は行わない。しかし万が一、光沢が失われてしまった場合には、ダイヤモンド砥粒が配合されたペーストで研磨を行うと光沢面に仕上げることができる。

現在は補綴物の材料はハイブリッドセラミックスやコンポジットレジン系修復物など、デリケートな材料にシフトしてきていることに加え、インプラントが埋入されていることも少なくない。そのため、医療者は補綴物の特徴や取り扱いも熟知したうえで、その材料に適したメインテナンスを行わなければならない。大切なことは、「患者の健康を維持するために口腔の状態をいかに管理していくか」ということである。そして、健康を維持するためには、プロフェッショナルケアのみならず、セルフケアを充実させなければ、口腔の健康管理は不十分となる。

医療者は、補綴物が装着された際にはもちろん、メインテナンス時にも、その清掃方法や歯磨材の選択等の指導を重ねていく必要があると考える。

昭和大学歯科病院歯科衛生室　酒井麻里

参考文献
1) 日本歯科審美学会編：歯科審美学, 43-45, 141-142, 永末書店, 京都, 2019.
2) 加藤正治：エナメル質・象牙質・補綴物のプロフェッショナルケア　歯面研磨から歯面修復へのパラダイムシフト, クインテッセンス出版, 東京, 2010.
3) 野村正子：認定歯科衛生士にとってのP.M.T.C., 日歯周誌, 51：279-282, 2015.
4) 内山 茂, 波多野映子：新ＰＭＴＣ　予防・メインテナンス・ＳＰＴのためのプロケアテクニック, 46, 医歯薬出版, 東京, 2016.

執筆者一覧

編著

柵木　寿男	日本歯科大学生命歯学部接着歯科学講座
天川 由美子	天川デンタルオフィス外苑前
亀山　敦史	松本歯科大学歯科保存学講座
古地　美佳	日本大学歯学部総合歯科学分野

執筆者【五十音順】

井出　幹哉	（株）コアデンタルラボ横浜
伊藤　修一	北海道医療大学歯学部総合教育学系歯学教育開発学分野
今田　裕也	（株）協和デンタルラボラトリー新松戸
遠藤　敏哉	日本歯科大学新潟生命歯学部歯科矯正学講座
片岡　恵一	琉球大学大学院医学研究科顎顔面機能再建学講座
川口　智弘	福岡歯科大学咬合修復学講座有床義歯学分野
陸　　誠	（株）コアデンタルラボ横浜
小泉　寛恭	日本大学歯学部歯科理工学講座
酒井　麻里	昭和大学歯科病院歯科衛生室
清水雄一郎	Shimizu Dental Clinic
滝沢　琢也	（株）コアデンタルラボ横浜
中島　一憲	東京歯科大学口腔健康科学講座スポーツ歯学研究室
西山雄一郎	鶴見大学歯学部有床義歯補綴学講座
二瓶智太郎	神奈川歯科大学大学院歯学研究科口腔科学講座 クリニカル・バイオマテリアル学分野
英　　將生	鶴見大学歯学部保存修復学講座
馬場　浩乃	福岡歯科大学咬合修復学講座有床義歯学分野
早川　浩生	横浜市立大学附属病院 歯科・口腔外科・矯正歯科（技工室）
三浦　賞子	明海大学歯学部機能保存回復学講座歯科補綴学分野
南　　弘之	鹿児島大学大学院医歯学総合研究科咬合機能補綴学分野
村岡　秀明	村岡歯科医院
山瀬　勝	日本歯科大学附属病院総合診療科
山田　和伸	（株）カスプデンタルサプライ／カナレテクニカルセンター

研磨のすべて

2021 年 5 月 15 日　第 1 版・第 1 刷発行

編著　栅木寿男，天川由美子，亀山敦史，古地美佳
発行　一般財団法人　口腔保健協会
　　　〒 170-0003　東京都豊島区駒込 1-43-9
　　　振替　00130-6-9297　Tel. 03-3947-8301 ㈹
　　　　　　　　　　　　　Fax. 03-3947-8073
　　　　　　　　　　　　　http://www.kokuhoken.or.jp

印刷・製本／壮光舎印刷